中老年人种植牙
科学维护知识手册

容明灯　曾棉燕◎主编

王雅蓉　侯雅蓉　徐翠霞　曾　艳　曾今诚◎副主编

SPM 南方传媒｜广东人民出版社

·广州·

图书在版编目（CIP）数据

中老年人种植牙科学维护知识手册 / 容明灯，曾棉燕主编；王雅蓉等副主编. -- 广州：广东人民出版社，2024.12. -- ISBN 978-7-218-18233-9

Ⅰ. R782.12-62

中国国家版本馆 CIP 数据核字第 2024M5C749 号

ZHONG-LAONIANREN ZHONGZHIYA KEXUE WEIHU ZHISHI SHOUCE

中老年人种植牙科学维护知识手册

容明灯　曾棉燕　主编

王雅蓉　侯雅蓉　徐翠霞　曾　艳　曾今诚　副主编

出 版 人：肖风华

责任编辑：梁　晖　黎　捷
责任技编：吴彦斌
装帧设计：友间文化
插　　画：熹和文化传播工作室

出版发行：广东人民出版社
地　　址：广州市越秀区大沙头四马路10号（邮政编码：510199）
电　　话：（020）85716809（总编室）
传　　真：（020）83289585
网　　址：http://www.gdpph.com
印　　刷：广州市岭美文化科技有限公司
开　　本：787mm×1092mm　1/16
印　　张：5.75　字　　数：100千
版　　次：2024年12月第1版
印　　次：2024年12月第1次印刷
定　　价：42.00元

如发现印装质量问题，影响阅读，请与出版社（020-85716849）联系调换。

《中老年人种植牙科学维护知识手册》
编委会

 主编

容明灯

　　南方医科大学口腔医院特诊中心主任，博士学位，主任医师，博士生导师、博士后合作导师，第五届羊城好医生，岭南名医，中华口腔医学会种植专委会委员，中国老年学与老年医学会口腔保健分会常委，广东省口腔医学会种植专委会常委，广东省口腔健康教育专委会主委，广东省精准医学应用学会牙周疾病分会副主委/修复种植分会副主委，主持科研项目9项，获国家级专利7项，转化1项，国家计算机软件著作权1项，以第一作者和通讯作者发表SCI文章21篇，主编书籍2本（其中，在人民卫生出版社出版1本），副主编书籍2本。

曾棉燕

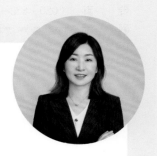

　　南方医科大学口腔医院牙周种植科护士长，副主任护师，广东省护理学会医院感染护理专业委员会常委，广东省护士协会口腔健康管理分会常委。

副主编

王雅蓉　南方医科大学口腔医院主治医师口腔修复学硕士，广东省健康教育协会口腔健康教育专委会常委，广东省精准医学应用学会牙周疾病分会委员。

南方医科大学口腔医院护理部主任，主任护师，广东省护理学会口腔种植护理专委会主委，中华口腔医学会口腔护理专委会常委，广东省护士协会口腔科护士分会会长。

侯雅蓉

徐翠霞　南方医科大学口腔医院番禺院区儿童口腔科护士长，广东省护理学会疼痛专业委员会委员，广东省精准应用学会牙周疾病分会委员。

南方医科大学口腔医院特诊中心护士长，中华口腔医学会口腔护理专委会青年委员，广东省护理学会口腔种植护理专委会常委。

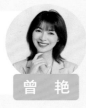

曾　艳

曾今诚　博士生导师，博士后合作导师，广东医科大学东莞创新研究院科技创新中心副主任，广东省医学分子诊断重点实验室管理办公室主任。

 编委

容明灯　曾棉燕　王雅蓉　侯雅蓉　徐翠霞　曾　艳　李茵茵　陈静韫
陈银静　江丽君　夏　薇　　南方医科大学口腔医院（广东省口腔医院）
曾今诚　　广东医科大学
叶子瑜　　广东行海生物科技有限公司

序

　　口腔种植是口腔医学中发展最快、推广最普遍、民众关注率最高的新技术，明显提高了口腔修复的质量，大幅提高了民众的口腔健康水平。

　　口腔种植技术若要达到理想的口腔修复效果，需要医师和患者双方共同的努力，医师要全面了解患者全身和口腔局部的健康状况，掌握口腔种植的适应证，精心设计治疗方案，完美地完成治疗操作，并向患者充分讲解口腔疾病预防以及口腔种植体维护的口腔健康知识。患者则需要掌握口腔保健和口腔种植体维护的基本知识，自觉地做好口腔保健和口腔种植体维护的各项工作，保证口腔种植体的长期稳定。

　　口腔种植技术的主要受众是中老年牙列缺损或缺失的患者，他们迫切需要口腔种植牙维护相关的知识。基于此，容明灯医师和曾棉燕护师主编了这一本《中老年人种植牙科学维护知识手册》，用通俗易懂的方式向读者系统介绍了中老年口腔保健的特点、口腔种植体维护的必要性以及实施要点，有助于民众了解口腔保健和口腔种植体维护相关知识，预防口腔疾病，充分享受口腔种植这一新技术对于提高生命质量的优越性，不仅对于中老年口腔种植患者，而且对于普通民众都是一本很好的口腔健康科普教材。

做好口腔健康的科普宣传教育是每一位口腔医师的责任，希望我们口腔医学同行都能像容明灯医师和曾棉燕护师那样，在认真做好口腔疾病治疗的同时，努力做好口腔健康的科普宣教工作，共同促进民众的口腔健康。

是为序。

俞光岩

（中华口腔医学会名誉会长）

2024年11月

自序

　　随着医疗技术的高速发展和人民生活质量的显著提升，我们正步入一个前所未有的健康老龄化新篇章，我们不再将衰老视为生命的终点，而是视为生命旅程中一段充满可能的新起点。中老年人可通过科学的生活方式、借助先进的医疗技术，享受更加健康活力的晚年生活。就正如种植牙技术，大大地提高了中老年人的生活质量，促进了全身健康。随着国家种植牙集采政策的落地，中老年人种植治疗需求得到极大的释放，目前，种植牙已经成为中老年人牙齿缺失的主要修复方式。

　　种植牙技术之所以深受中老年人的青睐，是因为种植牙不仅能够让中老年人恢复咀嚼功能，享受美食的乐趣，更能让中老年人重拾自信的笑容，重新融入社交生活，让生活的每一刻都充满阳光与希望。种植牙虽好，但想要它能长久使用，则离不开科学的维护与保养，正如精心培育的花朵需要园丁的细心照料。然而，部分中老年人在种植牙维护方面出现不少误区：种了牙之后可以一劳永逸，不需要再来复诊了；已选择最好的种植牙材料，以后就不会有问题了；种了牙后吃什么都香，想吃什么就吃什么，想怎么吃就怎么吃；等等。这些误区会影响种植牙的效果和寿命，比如种植牙清洁及维护不当，导致牙菌斑和牙石积聚，就可能引发种植体周炎，最终导致种植牙的失败；还有啃硬物所导致的种植牙冠崩瓷或配件折断等问题，从而增加患者的就诊次数及费用等。科学维护种植牙对实现中老人的口腔健康尤为重要，因此，我们决定开展《中老年人种植牙科学维护知识手册》的编纂工作。

为推动口腔健康教育事业的发展，提高人们的口腔健康意识，推动广大群众养成高质量的口腔保健习惯，国家卫生健康委在2019年发布的健康口腔行动方案（2019—2025年）中提出，要进行全人群、全周期的口腔健康管理优化行动，加强口腔健康行为普及。在此背景下，我们在编写《青少年口腔健康知识手册》后，继续探索口腔健康教育的难点、痛点。我们在临床工作和分析文献资料中发现，中老年人的口腔健康问题依然严峻，特别是中老年人对种植牙相关的口腔保健意识不强，没掌握种植牙科学的维护方法，市面上也缺少针对性强的科普读物。中老年人需要掌握有效维护口腔健康的方法，尤其是有种植牙的群体，迫切需要我们一起努力去解决口腔健康问题。

在撰写本书的过程中，编委会成员在广泛收集了相关研究资料、临床案例和专家意见的基础上，对种植牙的日常清洁、定期检查与诊室维护、饮食注意事项、常见问题及应对策略等关键维护要点展开阐述，每个章节之间紧密相连，构建了一个完整的种植牙养护体系，并通过深入浅出的讲解、图文并茂的展示、扫描视频的示教，让复杂的维护知识变得易于理解和操作，确保读者能够轻松地全面掌握种植牙的科学维护之道。相信各位读者定能从中找到适合自己的实用维护方法和建议。

在此，十分感谢俞光岩会长在百忙之中为此书作序，让我们倍感温暖和大受鼓舞；感谢南方医科大学口腔医院（广东省口腔医院）各位领导的支持与关爱，感谢南方医科大学口腔医院（广东省口腔医院）特诊中心、牙周种植科团队在本书撰写过程的付出与配合；感谢本书撰写团队家人的支持与理解。没有你们的鼎力支持和帮助，便没有此书的问世。

最后，我们诚挚地邀请每一位读者，与我们一起携手并进、共同努力，用科学的维护方法，守护好每一颗珍贵的天然牙与种植牙，共筑属于我们的口腔健康梦，让每一位中老年朋友都能成为自己口腔健康的守护者，享受健康、自信、快乐的晚年生活。

　　由于笔者及团队的水平有限，本书难免存在不足之处，敬请各位专家同仁、读者多包涵，并给予斧正。

2024年11月　于广州

引言

　　种植牙技术，自其诞生以来，已经走过70多个春秋。如今，这项技术已经成为缺牙修复治疗领域的一项十分成熟的技术，为无数缺牙患者带来了前所未有的希望和福祉。在缺牙患者中，以中老年朋友为主要人群，他们对种植牙的期望尤为迫切，正所谓"种牙吃饭有力气，抱着孙儿享福气"，种植牙可让他们的生活重新焕发活力。大家都希望这些人工的"牙齿"能够像伴侣一样，陪伴自己走过余生。

　　许多种植牙朋友以为，只要成功镶上种植牙冠，就可以一劳永逸，不用呵护。这是一种十分危险的认知。要让种植牙真正实现持久耐用，是有前提条件的。种植牙的成功率和使用寿命，不仅取决于医生的专业技术和种植牙本身的优良品质，更关键的是种植牙朋友在日常生活中进行精心而又科学的维护。事不宜迟，我们从"齿"出发，一起去揭示种植牙长久陪伴的奥秘，轻松掌握这套通俗易懂的科学维护方法，重拾自信微笑，重获健康生活……

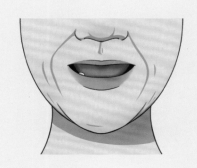
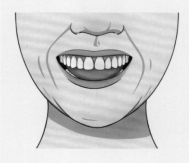

种植修复结构及部件

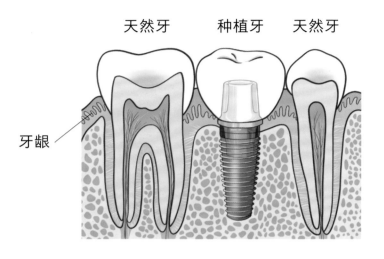

天然牙　　种植牙　　天然牙

牙龈

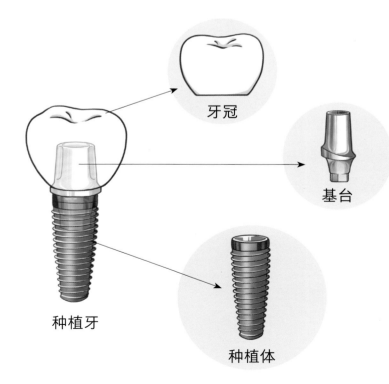

牙冠

基台

种植牙

种植体

目录

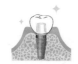

第一章

我国中老年人口腔保健概况

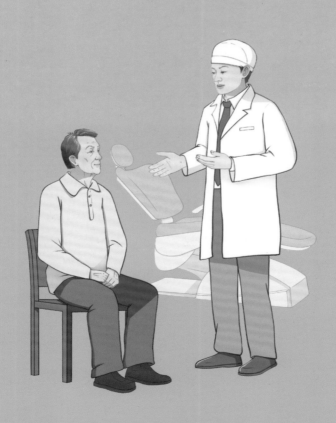

在我国，中年人的年龄段并没有明确的限定。通常，根据民间习惯，中年人一般指大约35—55岁之间的年龄段。但具体划定中年期的界限因不同文化和社会背景而有所差异。《中华人民共和国老年人权益保障法》规定：老年人是指六十周岁以上的公民。

《中国口腔健康发展报告（2022）》指出，当前中老年人的口腔健康问题复杂，发病率高，与全身健康关系密切，影响中老年人的生活与生命质量。《第四次全国口腔健康流行病学调查报告》（2015年10月至2016年9月全国31个省、市、自治区开展现场调查）显示，我国中老年人的口腔维护保健意识整体不强，不但口腔的患病率高，而且患者治疗态度不积极。

一、牙周炎发病率虽高但不受重视，是中老年人缺牙主因

目前，全球成年人重度牙周炎患病率高达23.6%，我国成年人牙周健康率不足10%。口腔卫生维护不佳，再加上牙结石、咬合创伤等局部刺激以及吸烟、糖尿病等因素会加速牙周病进展，引起牙齿周围软、硬组织持续吸收和破坏，导致牙齿松动、脱落。

中老年患者不重视牙周疾病，牙齿问题不严重时一般很少去医院做口腔检查，就医意识淡薄，使得牙周病成为导致中老年患者缺牙率高的主要原因。

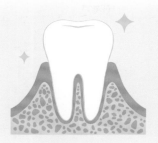

健康牙龈

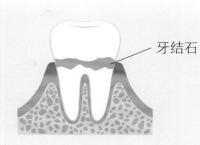

牙龈炎

牙结石

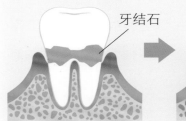

牙结石

轻度慢性牙周炎

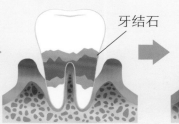

牙结石

中度慢性牙周炎

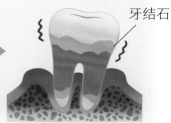

牙结石

重度慢性牙周炎

慢性牙周炎进展图

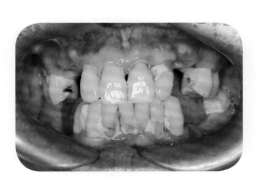

重度慢性牙周炎

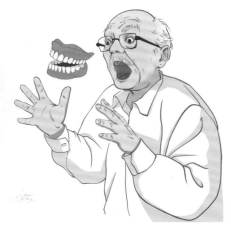

二、龋病治疗率低，中老年人牙齿根面龋坏最终导致缺牙

《第四次全国口腔健康流行病学调查报告》指出：2015年，我国35—74岁人群患龋率均超过50%，全国有超过一半的人口患有龋病，但治疗修复率均不足30%。

家庭收入情况、受教育程度和口腔卫生保健行为是影响中老年人龋病患病情况的相关因素。老年人可能还有多种全身性疾病，影响饮食习惯和生活自理能力，因此，老年人牙齿患龋率很高，加上老年人治疗修复意识不足，检查治疗不积极，就医时往往多数已形成牙根面龋坏，且较深，不易被发现，最终因治疗效果不理想而拔除牙齿，导致牙齿缺失。

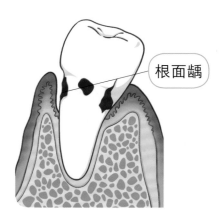

根面龋

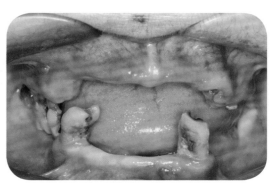

老年人多牙缺失伴余留牙根面龋

三、口腔疾病与中老年人的全身性疾病息息相关

现今，依然有很多人以为牙齿问题不是病，其实，口腔疾病与很多全身性疾病息息相关。口腔疾病不仅会对全身健康造成威胁，导致和加剧许多全身性疾病，反过来，一些全身性疾病，同样也会加速或加重口腔疾病的病情。口腔健康是全身健康不可分割的部分。

例如，牙周炎产生的细菌及其代谢产物，如果进入全身血液，可能会引发动脉粥样硬化，导致心脑血管疾病；也可能会阻塞细小支气管，导致肺部炎症。又如，糖尿病也与口腔疾病相互影响，糖尿病控制不佳，易引起口腔疾病；口腔疾病控制不好，又会加重糖尿病。此外，长期缺牙、龋坏牙不修复，也会造成消化道疾病，甚至增加患老年痴呆等的风险。因此，一些口腔疾病也可以说是全身健康的隐形杀手。

口腔健康是全身健康的前提，离开了口腔健康就不会有健康的身体。中老年人应该积极学习口腔健康保健的基本知识，拥有保持口腔健康的信念，主动维护口腔健康，从而实现全身健康。

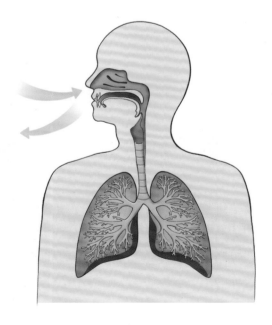

四、种植牙已成为中老年人缺牙修复的主要选择

种植牙具有咀嚼效率高，对邻牙无损伤，连接稳固牢靠，外形舒适美观等优点，几乎可用于各种牙齿缺失后的修复。

牙齿缺失的中老年人是有口腔种植需求的主要人群。据《第四次全国口腔健康流行病学调查报告》，2015年，老年人的全口无牙率为4.5%，较2005年降低2.3%；缺牙修复比例为63.2%，较2005年提升14.7%。这表明我国老年人缺牙情况有所改善，镶牙意识及我国对缺牙后修复的能力有所提升。

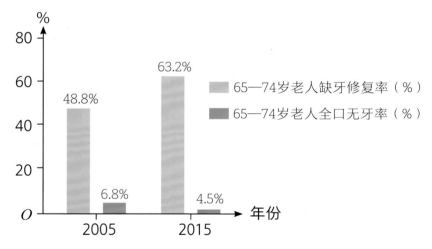

2005、2015年中国65—74岁老年人全口无牙率及修复情况

随着人民生活水平的提高、镶牙意识的提升及种植牙集采政策的推行，中老年人缺牙修复的类型中，种植义齿修复的数量逐年攀升，种植义齿已成为中老年人缺牙修复的首选。预计在2025年，65—74岁老年人种植牙植入数将达到1210万颗。

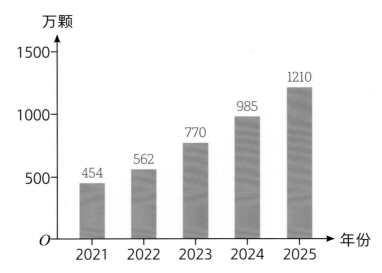

2021—2025年中国65—74岁老年人种植牙数量趋势

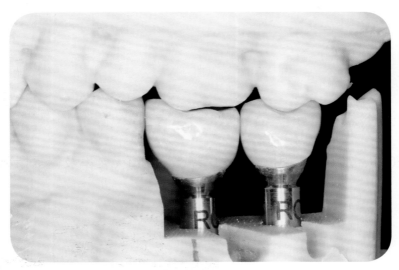

种植义齿模型

五、中老年人对种植牙的维护意识不足

国内口腔科普宣传近年逐渐大规模展开。受传统观念、文化水平等因素的影响，大部分中老年人依然缺乏正确的口腔保健意识，仍存在"人老掉牙是必然的""牙疼不是病"等观念，且当前大部分种植牙患者甚至以为种植牙完成后就可以一劳永逸了，缺乏口腔卫生保健的基本知识及维护的科学方法。

有研究调查了120例中老年人口腔保健知识掌握情况，结果显示，正确刷牙频次的知晓率为54.2%，口腔检查周期的知晓率为26.7%，预防龋齿的知晓率为16.7%，清除口臭方法的知晓率为25.0%。随着缺牙种植率的逐渐增加、种植义齿的普及，对患者掌握种植牙卫生保健知识及维护意识的要求更高。针对这种形势，鉴于种植义齿的特殊性，在本书中，我们对种植义齿的使用过程做了科学维护方法指导，对可能出现的各种问题，提供了详细的预防保健方案，希望能为广大中老年种植人群的口腔健康保驾护航。

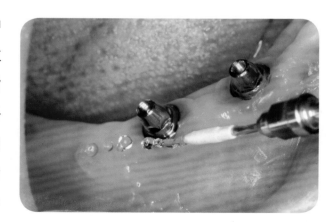

使用种植牙维护工具清理基台

第二章

中老年人种植修复情况

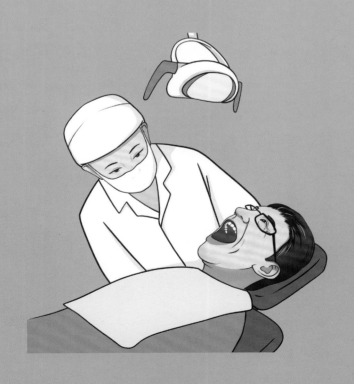

一、牙齿缺失及修复情况

牙齿是我们身体最坚硬的器官，但再坚硬的牙齿也无法逃脱岁月的侵蚀和不良习惯的摧残，很多中老年人的牙齿因为各种原因早早就"退休"了。《第四次全国口腔健康流行病学调查报告》数据显示：全国35至44岁、55至64岁、65至74岁有缺牙未修复的人群比例分别为18.6%、47.7%、38.9%。55至74岁人群中，有近一半的人有缺牙却没有修复。

二、牙齿缺失常见的修复方式

常见的牙齿缺失修复方式有活动义齿、固定义齿和种植义齿。

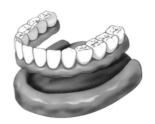

活动义齿

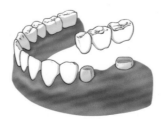

固定义齿

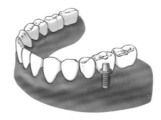

种植义齿

1. 活动义齿

又称活动牙。可随意取下或佩戴，无论是单牙修复还是多牙修复都可以，利用缺失牙旁边的牙齿和牙龈组织作为支撑及固定。

优点：易于清洁，价格实惠，制作时间短，适用范围广。

缺点：异物感强，咀嚼力有限。

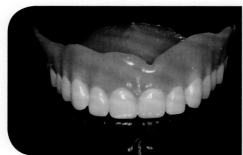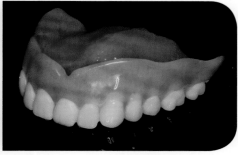

全口活动牙

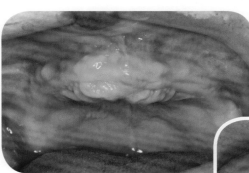

戴活动牙前

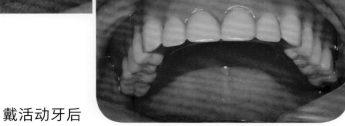

戴活动牙后

2. 固定义齿

常称为"搭桥"，使用烤瓷材料和全瓷材料做连冠，需要对缺牙两侧的健康牙齿进行磨削，以便于安装牙冠并固定。

优点：咀嚼能力较强，外观更为美观。

缺点：需要磨掉一些健康的牙齿。

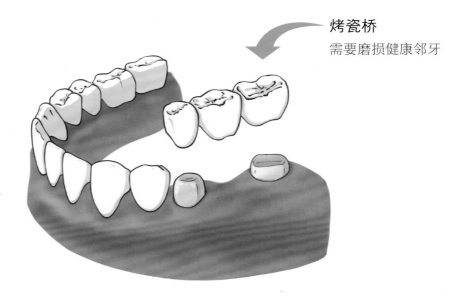

烤瓷桥

需要磨损健康邻牙

3. 种植义齿

又称种植牙。由种植体、基台和牙冠三个部分构成。将种植体植入口腔的牙床中，待种植体与骨床结合、长稳后，安装基台并加装牙冠，从而使牙齿恢复功能。

优点：不损伤好牙，外观美观，持久耐用。

缺点：价钱比前两种贵。

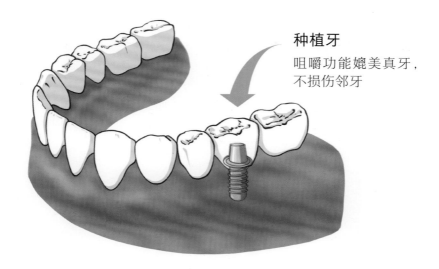

种植牙
咀嚼功能媲美真牙，
不损伤邻牙

随着我国口腔医疗事业的发展，种植牙技术的不断成熟，国家种植牙集采政策的大力加持，中老年人选择种植牙修复缺牙的比例也越来越高。中老年人已成为牙种植的主要人群。

三、种植牙修复特点

是不是缺几颗牙就种几颗种植牙呢？答案是否定的。具体要根据口腔缺牙的实际情况，经有资质的专业医生检查评估后，制订出相应缺牙的种植方案。

一般来说，口腔内牙齿缺失的情况有如下图四种：单牙缺失、多牙缺失、半口牙缺失、全口牙缺失。

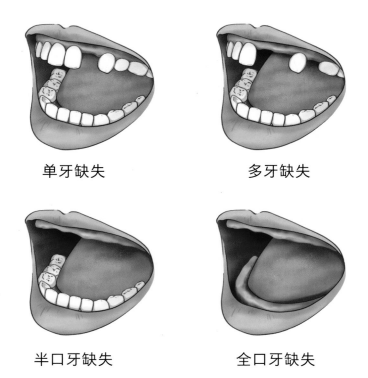

单牙缺失   多牙缺失

半口牙缺失   全口牙缺失

根据缺牙的数目和缺牙的位置，常见的种植修复方式有：单颗牙的种植修复、多颗牙的种植修复、半口或全口无牙的种植修复，其中，半口或全口无牙的种植修复又可以按患者能否自行摘取下来分为固定和半固定两种方式。

1. 单颗牙的种植修复

口腔内只缺牙1颗或不相连的多颗单牙时，一般可根据实际情况分别在缺牙的位置植入1颗种植牙，即人工牙根数目和牙冠数目一样多。如下图所示，口腔内缺少3颗牙，且这3颗牙不相连，可分别在3个缺牙位置各植入1颗种植体，各修复1个牙冠。

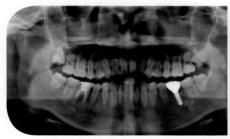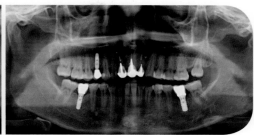

单颗牙的种植修复

2. 多颗牙的种植修复

当口腔内多颗牙连续缺失时，医生通常会采取种植体支持的固定桥来修复。例如连续缺牙3颗，可以在缺牙的位置植入两颗人工牙根，在其上修复3颗牙冠，植入的人工牙根相当于两个支柱，在上部搭起1个牙冠桥，如右图所示。种植体支持固定桥修复的特点是牙冠数目比种植体数目多，它最大的优点是在减少种植体数目的同时又可以获得良好的修复效果，并减少了患者的经济负担。

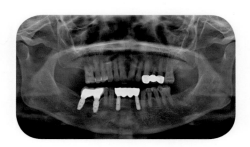

种植体支持的固定桥修复

3. 半口或全口无牙的种植修复

上（下）颌1颗牙都没有，或者口腔内1颗牙都没有的中老年人也不少见。根据义齿在日常生活中是否需要摘取清洁，全口或半口无牙的种植修复可以分为固定和半固定。固定的半口或全口种植修复，原理同多颗牙种植体支持固定桥。半固定的半口或全口种植修复称为种植体支持的覆盖义齿。

种植体支持的覆盖义齿简称种植覆盖义齿，是指以至少两颗的种植体为支撑，将覆盖义齿上部修复体卡扣在口内种植体的配件上的一种方式。患者可以自行摘戴种植覆盖义齿，清洁方便。种植体支持的

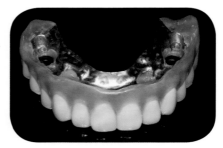
种植覆盖义齿

覆盖义齿所需种植体的数目较少，费用相对固定种植义齿便宜，但又比普通活动牙更牢固，更好用。

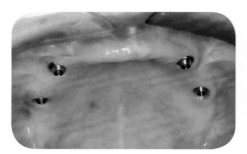
种植覆盖义齿口内配件

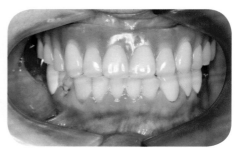
种植覆盖义齿口内图

四、中老年人生理特点及系统疾病

随着年龄的增长，人体的各器官和系统的功能会逐渐减退，因此，中老年人容易患上慢性疾病，如高血压、糖尿病、心脏病等，这些慢性疾病可能会对中老年人的健康和生活质量产生负面影响。这些改变或疾病不是种植牙的绝对禁忌症，中老年人在慢性疾病得到有效控制、经专业口腔种植医生检查评估后，也是可以种牙的。

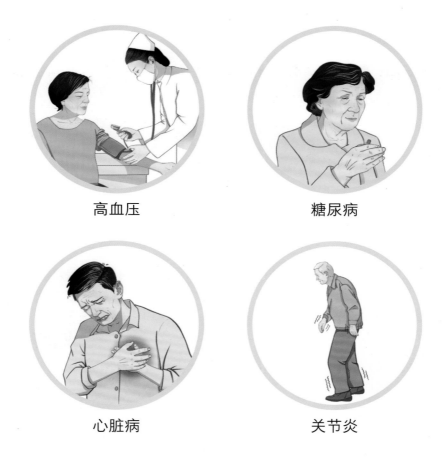

高血压　　　　　　　　　　糖尿病

心脏病　　　　　　　　　　关节炎

　　中老年人口腔会出现一系列变化，主要包括口腔健康、口唇、口腔黏膜、牙周组织、咀嚼功能等方面的改变。为保持口腔健康及良好的咀嚼功能，中老年人应定期进行口腔检查和口腔保健。有多牙缺失的中老年患者，若不进行修复，会导致咀嚼功能下降，影响对食物中营养成分的吸收，从而引起营养不良等。此外，多颗牙齿缺失还会导致面容苍老、颞下颌关节紊乱、口腔衰弱等。因此，有缺牙的中老年人应尽早修复缺失牙，有条件的情况下尽早选择种植牙。

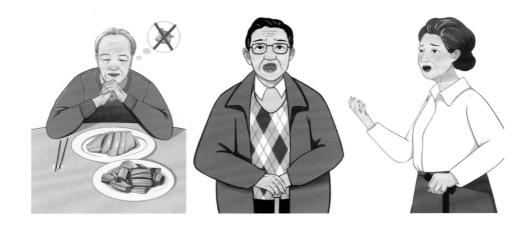

五、中老年人与青壮年种植成功率对比

种植牙成功与否涉及多方面因素，包括患者因素（全身健康情况、口腔健康状况、牙周牙龈状况、牙槽骨缺损形态）、材料因素（种植体、植入物的品牌与质量）、医疗因素（医生技术经验、种植牙治疗方案）等。

种植牙成功率与年龄相关，因为牙槽骨质量与年龄有一定关系。一般来说，年轻人的牙槽骨质量较好，骨密度较高，种植牙的成功率也高。随着年龄增长，牙槽骨密度会降低，骨宽度会变窄，种植术后骨结合能力较弱，这可能会对种植牙的成功率产生影响。但是，随着种植技术日益成熟和发展，目前中老年人的种植牙成功率也越来越高。中老年人应权衡利弊，在医生的专业指导下，尽早修复缺失牙。毕竟要安享老年生活，还真离不开一口好牙。

第三章

中老年人种植牙科学维护的必要性

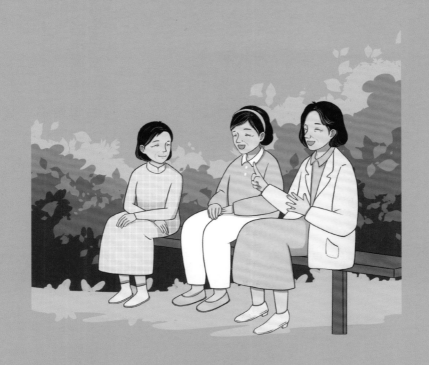

种植牙是目前使用最广泛的一种修复方式，随着种植技术的成熟，种植牙不仅形态逼真、美观，而且可以像真牙一样扎根在患者的口腔里，能够很好地恢复牙齿功能，方便舒适，还不会损伤相邻牙齿，因此，种植牙被誉为人类的"第三副牙齿"。当拥有了这"第三副牙齿"后，更要好好地爱护它，科学地维护它，这样它才能陪伴你更长时间。种植牙科学维护的必要性主要体现在以下几个方面。

一、预防感染

随着年龄的增长，中老年人的免疫力相对下降，这使得口腔容易受到细菌的侵害。科学维护种植牙可以帮助中老年人预防口腔感染，如牙龈炎、牙周炎等，从而保护口腔健康。种植牙维护常通过龈上洁治术和龈下刮治术来完成。龈上洁治术俗称"洗牙"，是指用洁治器械去除牙龈上的牙石、菌斑和色渍，并磨光牙面，以延迟菌斑和牙石的再沉积。龈下刮治术则是用比较精细的龈下刮治器刮除位于牙周袋内根面上的牙石和菌斑。

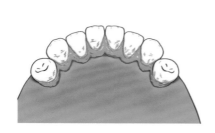

洁刮治前

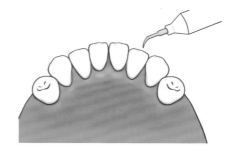

洁刮治后

二、延长使用寿命

种植牙虽然是一种长期的解决方案，但是如果不进行科学维护，就可能导致种植体的松动、脱落或者周围的牙槽骨吸收。科学维护可以确保种植牙的稳定性和持久性，从而延长其使用寿命。

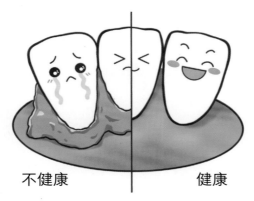

不健康　　　　　　　健康

三、保持美观和舒适

种植牙的外观和使用感觉与天然牙非常接近，科学维护可以使种植牙保持美观和舒适。如果种植牙没有得到适当的维护，就可能导致种植牙着色、松动或者口腔不适等问题。

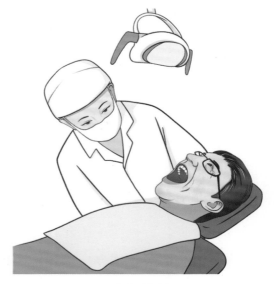

诊室维护

四、提高生活质量

牙齿的缺失不仅会影响中老年人的饮食和消化能力，还可能影响他们的社交和心理健康。科学维护种植牙可以恢复中老年人的咀嚼功能和自信心，提高他们的生活质量。

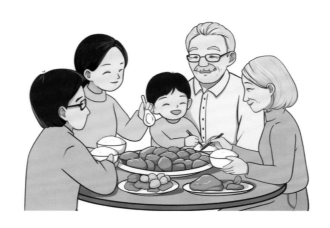

五、利于全身健康

随着年龄的增长，中老年人可能会出现一些慢性疾病，如糖尿病、高血压等。这些疾病可能会对口腔健康产生不良影响。科学维护种植牙可以帮助他们应对这些身体条件的变化，确保口腔健康。

因此，为了科学维护种植牙，中老年人应掌握居家维护指南，保持口腔卫生，避免过度使用种植牙，还应该定期到口腔医院进行复查和维护，遵循医生的建议进行维护和饮食调整等。此外，中老年人还应该选择正规专业的口腔医疗机构进行种植牙手术和修复，以确保手术的成功和种植牙的长期效果。

第四章

中老年人种植牙居家维护指南

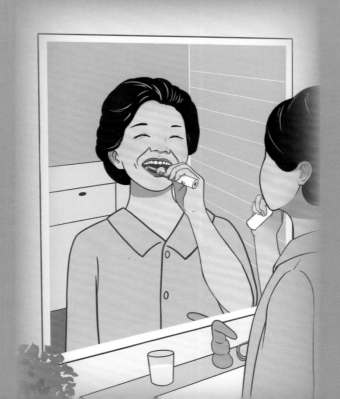

一、种植牙清洁工具的选择

在选择种植牙清洁工具时，应确保它们能有效地清洁牙齿和种植牙周围的组织，同时避免对牙齿和牙龈造成损害。以下是一些常用的种植牙清洁工具及其选择建议。

1. 牙刷

种植牙后选择牙刷时，有几个关键因素需要考虑，以确保牙刷既能有效清洁牙齿，又能保护种植牙和周围的牙龈组织。

（1）软毛牙刷或软硬适中的牙刷

种植牙术后1—2周，建议选择软毛牙刷。此时口腔内的手术创口仍未愈合，使用过硬的牙刷会再次对牙龈造成损伤，可能导致伤口出血或不适。市面上还有一种种植牙术后专用的清洁牙刷，这种牙刷的刷毛直径通常较细（约0.1毫米），清洁力更温和，可减少对种植牙周围牙龈组织的刺激。

种植牙修复完成后，建议选择刷毛软硬适中的牙刷，刷毛过软会影响清洁效果。

（2）圆头刷毛牙刷

顾名思义，这种牙刷的刷毛头部通常呈圆形，这种设计能够均匀地分散刷牙时牙刷刷头产生的压力，避免在刷牙过程中对牙齿和牙龈造成损伤。

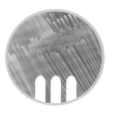 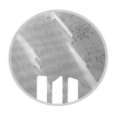

圆头刷毛　　　普通刷毛

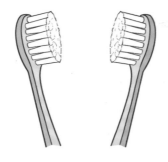

（3）小头牙刷

刷头较小的牙刷，能更灵活地进入口腔，更容易触及种植牙难以清洁的区域，从而达到彻底的清洁效果。

（4）电动牙刷

电动牙刷通过振动和旋转，替代了我们刷牙的手部动作，清洁更省力。对于没有掌握正确刷牙方法的人来说，电动牙刷可以在相对较短的时间内将牙齿刷干净，清洁效率相对普通牙刷更高。种牙后需要选择适合种植牙的电动牙刷刷头和模式，避免振动频率过高或力度过大对种植牙造成损伤。

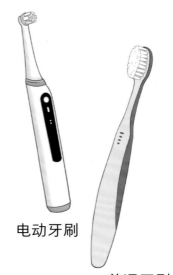

电动牙刷

普通牙刷

普通牙刷会不如电动牙刷吗？倒也不是。普通牙刷使用起来较为灵活，通过手动控制刷牙的力度和频率，也可以很好地适应种植牙的特点和需求。

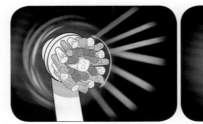
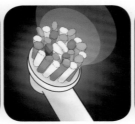
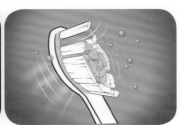

不同频率的电动牙刷

只要我们采用正确的刷牙方式，将每颗牙齿的表面都刷到位，就可以让牙齿干干净净的。因此，无论使用哪种牙刷，掌握牙刷的使用要点以及刷牙的正确方式，均可达到清洁牙齿的目的。

　　（5）单束刷

　　在种植牙周期中，部分人会经历种植配件比如愈合基台暴露在口内的过渡时期。那么，我们在日常生活中该如何清洁这些配件呢？这时候就需要用到单束刷。

　　使用单束刷时用力要轻柔，可以以画圈形式刷洗口内愈合基台，要避免力度太大引起表面划痕导致菌斑更快地堆积，影响种植体的成功率。

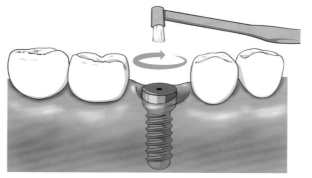

扫码观看视频
《愈合基台怎么
清洁？》
（李莉　提供）

单束刷用于清洁口内愈合基台

　　（6）牙刷更换频率

　　牙刷是有使用寿命的。牙刷的使用不超过3个月更有助于口腔卫生。随着牙刷使用时长的增加，刷毛会出现磨损，清洁能力下降。长时间不更换牙刷，刷毛会滋生细菌，不利于口腔健康。还有一些情况需要提前更换牙刷，比如刷毛变形、变脏，无法有效清洁牙齿。感冒或传染病康复后也需要更换牙刷，避免二次感染。

不要因为不舍得更换牙刷，最后导致牙齿刷不干净而出现问题，会得不偿失的。

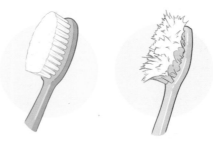

建议每三个月更换一次牙刷

2. 牙膏

种植牙修复后选择牙膏时，应考虑以下几个方面。

（1）温和不刺激的牙膏

种植牙修复后，牙龈和周围组织需要一定的愈合时间，此阶段建议选择温和不刺激的牙膏，避免使用含有强烈刺激性成分的牙膏，以防对种植牙和牙龈造成不良影响。

（2）含氟牙膏

含氟牙膏有助于预防龋齿，增加牙齿的抗龋能力，对种植牙相邻的天然牙健康也有一定的保护作用。种植牙修复后可以选择含氟牙膏进行日常口腔清洁。

（3）中草药牙膏

中草药牙膏具有抗菌、抗炎的作用，可以有效地清洁口腔，抑制口腔细菌滋生，预防牙周炎症的发生。对于种植牙修复后需要维护口腔健康的患者来说，中草药牙膏也是一个不错的选择。

（4）摩擦力较小的牙膏

种植牙修复后，牙龈和周围组织较为敏感，建议选择摩

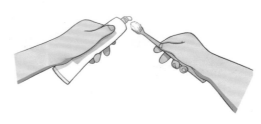

擦颗粒较小的牙膏，避免在刷牙过程中对种植牙和牙龈造成过度刺激。

（5）功效型牙膏

有美白功效的牙膏因对漂白牙齿有一定的作用，受到很多爱美人士的青睐，但是，美白牙膏中含有的过氧化物等成分可能会对种植牙造成不良影响。因此，种植牙修复后建议尽量不使用美白牙膏。

有些功效型的牙膏，以可治疗牙龈出血、牙周炎等为卖点，当种植牙出现了牙龈不适时，患者可能会被误导而购买此类产品，但是，使用后并不能解决根本问题，反而掩盖了病情，延误了治疗。因此，在种植牙的清洁方面，选择常规牙膏即可，避免选择强效美白、去渍、治疗牙龈出血等功效型牙膏。如果出现牙龈出血不适等症状，应及时就医，尽早处理。

3. 牙线

种植牙和天然牙之间常会有食物嵌塞，建议使用牙线、牙间隙刷等牙间清洁工具进行辅助清洁。这些工具可以去除用牙刷难以清洁到的牙菌斑和食物残渣，保持口腔的清洁和健康。

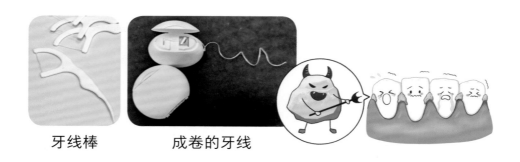

牙线棒　　　　成卷的牙线

牙线的选择

材料

应选择柔软且弹性好的牙线，以避免对种植牙造成过度压力或损伤。可考虑的材质包括尼龙线、聚酯牙线等。

种类

应选择方便操作，能够轻松进入牙齿间隙，尤其是种植牙与天然牙之间缝隙的牙线品种。成卷的较细牙线或牙线棒更适合中老年人种植牙患者。

牙线厚度

对于大多数人，适中厚度的牙线（如0.12—0.15毫米）是一个较好的选择。如果牙缝较小或牙龈较为敏感，可以选择细型牙线（小于0.12毫米）。而对于牙缝较大或需要更强清洁力的人，则可以考虑选择稍厚一些的牙线（但注意不要过厚以免损伤牙龈）。

功能性

对于一些种植连冠或种植体支持固定桥修复体，可以使用桥体专用牙线，比如膨胀牙线，此类牙线在遇水后会发生膨胀，体积增大，更好地清洁种植桥体间的缝隙。

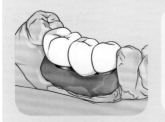

膨胀前

膨胀后

种植牙桥　　　　膨胀牙线膨胀前和膨胀后的对比

品牌

建议选择一些知名的口腔护理品牌，这些品牌的牙线通常质量较好，设计合理，能够满足种植牙患者的需求。

牙线的使用方法

绕紧牙线

从成卷牙线中取一段约20—25厘米长的牙线，两头分别缠绕于双手中指上，并用中指指尖将牙线绷紧。若使用牙线棒，直接取用即可。

导入牙缝

将绷紧的牙线对准牙齿的缝隙，轻轻压入牙缝中。

紧贴牙面

使用牙线时，应在紧贴种植牙的一面轻柔使力。一方面，种植牙和牙龈的结合比较薄弱，如果不紧贴牙面下压牙线，就会对种植牙周围牙龈造成损伤，形成炎症；另一方面，种植牙牙龈深度较天然牙更深，贴着种植牙牙面压入牙线，方能进入种植牙牙周牙龈间隙深层，达到充分清洁的目的。

清洁牙缝

在牙齿的邻接面使牙线绷紧成C形，然后上下提拉，以便清洁牙缝中的食物残渣和牙菌斑。

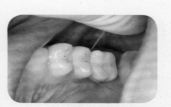

C形环绕清洁

牙线棒需要顺着牙面慢慢向下，到达牙龈缝隙，再往前后及往上拉出藏在缝隙的食物残渣、细菌、软垢，千万不要直接就把牙线卡下去，否则易因用力不当引起牙龈出血、牙龈退缩。

4. 牙间隙刷

牙缝的清洁工具除了牙线，还有牙间隙刷。是不是每个人都需要使用牙间隙刷呢？其实不然。正常健康情况下，相邻两颗牙之间的牙缝会被牙龈乳头充盈，这时候一般不使用牙间

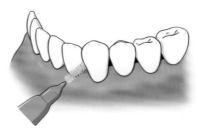

牙齿"黑三角"

隙刷，只需要用牙线清洁。当相邻两颗牙齿的牙颈部之间的间隙不能被牙龈完全覆盖，从而形成一个个黑色空洞三角形，也就是人们常说的"黑三角"时，就需要加用牙间隙刷来辅助清洁牙缝。

牙间隙刷有大小之分，根据牙缝的大小选择与其相匹配的牙间隙刷也是很重要的。若小的牙缝或没有牙缝却使用大牙间隙刷清洁，则容易损伤牙龈；而大的牙缝却选择太小的牙间隙刷清洁，则无法起到良好的清洁效果。

牙间隙刷有直型和L型两种款式。直型的牙间隙刷清洁前牙很方便，用在后牙则容易被口角挡住，有清洁盲区；L型的牙间隙刷清洁后牙很给力，用于前牙时则不顺手。两者相辅相成，各有利弊，可按具体需要选用。

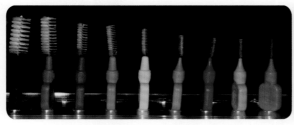

不同大小的牙间隙刷

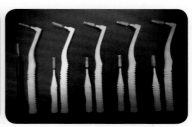

直型与L型牙间隙刷

31

牙间隙刷的使用方法

牙间隙刷通常是在刷牙后使用。

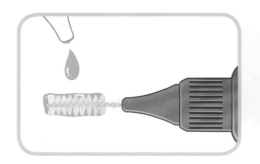

用漱口水或清水
沾湿刷毛。

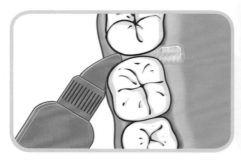

将牙间隙刷的刷头轻轻插入
牙齿"黑三角"中，前后移动牙
间隙刷，以拉锯的方式轻轻拂刷
牙缝。要注意避免损伤牙龈。

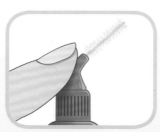

直型刷头可以适当调整
角度，但是不能过度掰弯。

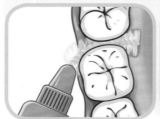
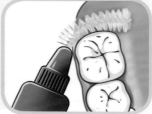

5. 冲牙器

冲牙器也称为"水牙线",是一种利用高压脉冲水柱洗牙齿间隙食物残渣的器械。种植牙修复后选择冲牙器时,可以从以下几个方面考虑,确保选到适合的产品。

（1）喷嘴

具有牙周袋喷嘴的冲牙器,喷嘴的出水冲力会相对舒缓,更适合种植牙。使用时要确保喷嘴轻柔地清洁种植牙及其周围的区域,避免对种植牙产生过大的冲击力。

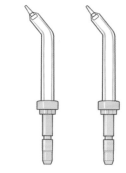

具有牙周袋喷嘴的冲牙器

（2）水流强度

冲牙器的水流强度越高,清洁效果越好,但强度过高也可能对牙龈造成损伤,建议选择水流直径在0.55—0.7毫米之间的产品,水流的冲击力更集中,清洁效果更佳。

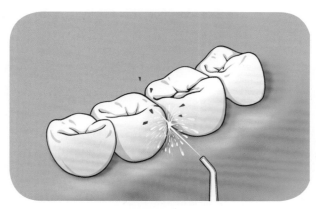

冲牙器的使用

33

（3）出水类型

在脉冲、微泡和超声波三种出水类型中，脉冲类型的冲击力适中，清洁效果好且舒适。微泡类型的冲击力较弱，清洁效果较差。超声波类型的冲击力过于强大，可能会对牙齿造成损伤。因此，建议选择脉冲喷射方式的冲牙器。

（4）水箱容量

选择水箱容量较大的冲牙器，可保证在清洁过程中有足够的水量，避免在使用过程中需要频繁注水，提高使用的便捷性。

（5）模式选择

冲牙器通常有多种档位模式，包括低档、中档和高档等。对于种植牙来说，建议选择中、低档位，以避免因大冲力操作不当对牙龈造成损伤。可以先用低档位适应一下，如果感觉冲力可以接受，再慢慢调整档位。

（6）操作便捷性

选择易于操作的冲牙器，开关、调节档位等操作尽量简单明了，在使用过程中轻松掌握，提高使用的便捷性和舒适度。

（7）品牌与售后

建议选择正规大厂家的冲牙器，确保产品的质量和售后服务的可靠性，降低使用过程中的风险，提高使用满意度。

冲牙器该如何使用呢？使用冲牙器时，应避免将喷嘴直接对准种植牙进行强烈冲洗，以免对种植牙及其周围软组织造成损伤。同时，使用冲牙器并不能完全替代刷牙，建议每天早、中、晚仍然要使用牙刷、牙膏刷牙，以保持口腔的清洁和健康。

冲牙器的使用方法

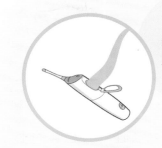

将清水或漱口水加入储水槽中。

选择需要的模式。

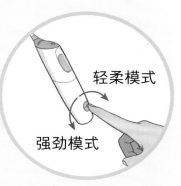

轻柔模式

强劲模式

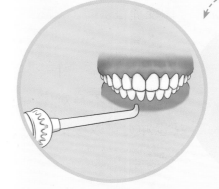

将喷嘴尖端沿着牙龈线放置在牙齿间，轻轻地闭上嘴唇，防止水流喷出口外。

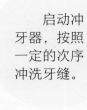

启动冲牙器，按照一定的次序冲洗牙缝。

ON 启动

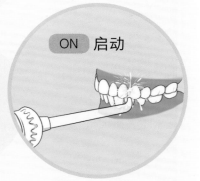

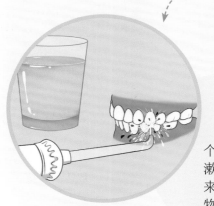

每清洁完一个区域，用清水漱口，漱下冲下来的牙菌斑和食物残渣。

每天可至少使用一次电动冲牙器清洁牙缝。

二、种植牙的刷牙方式

1. 种植固定义齿怎么刷

目前最推荐的刷牙方法是改良巴氏刷牙法（Bass Method），又称为水平颤动拂刷法。

扫码观看视频
《种植牙维护三部曲》
（曾艳 提供）

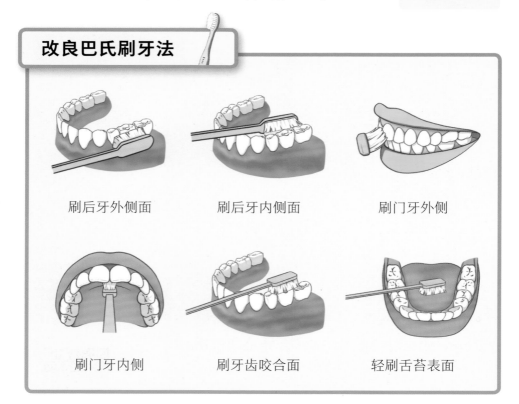

改良巴氏刷牙法

刷后牙外侧面　　　刷后牙内侧面　　　刷门牙外侧

刷门牙内侧　　　刷牙齿咬合面　　　轻刷舌苔表面

其关键步骤如下：

（1）正确的刷牙姿势

将牙刷置于牙齿和牙龈交界处，以45度的角度，轻轻地刷牙。

（2）轻柔的刷牙动作

每次都是在2—3颗牙的位置间移动，幅度比较小，力度适中。

（3）刷牙频率及时长

建议每天至少刷两次牙，每次刷牙时间不少于3分钟，确保每颗牙齿都得到充分清洁。

（4）刷牙顺序

可以按照个人习惯的顺序来刷牙，但要确保每颗牙齿和牙面都得到充分的清洁。通常建议从后面的大磨牙开始刷，然后刷前面的牙齿和咬合面。

（5）刷舌苔与漱口

刷牙后还可以使用牙刷或舌苔刷清洁舌苔，以减少口气异味。

舌苔刷

2. 种植覆盖义齿怎么刷

（1）刷牙

每天至少两次使用刷毛软硬适中的小头牙刷和温和的牙膏刷牙。刷牙时要特别注意清洁种植牙及其周围的区域，采用轻柔的刷牙方式，避免对种植牙配件和牙龈造成损伤。

（2）每餐后取下可摘覆盖义齿

用软毛刷和牙膏轻轻清洁种植牙的表面和支架，去除食物残渣和菌斑。将覆盖义齿泡在常温清水中，或者浸泡于专用的假牙清洁剂中，以达到彻底清洁和消毒的效果。用牙刷、牙间隙刷清洗口内

扫码观看视频
《种植覆盖义齿的清洁技巧》
（曾棉燕　提供）

的附着体基台，特别要仔细清洁种植体与覆盖义齿的连接部分。行动不便的老人可由家属帮忙取下义齿，完成义齿和口腔的清洁后再戴上。

除了日常的刷牙和清洁，还需要定期到医院进行种植牙清洁维护，以彻底清除口腔中的牙菌斑和牙结石。一般建议半年或一年维护一次。

三、如何判断居家维护是否干净有效

在日常的维护中，我们如何判断种植牙是否清洁到位了呢？正确的清洁方法是种植牙能得到有效清洁的前提，建议参照本书第36页提供的宣教视频《种植牙维护三部曲》学习刷牙。刷牙后，对着镜子检查种植牙的外侧面是否干净，如果自身难于直接观察到种植牙的内侧面，可以用舌头去感受，也可以由家属用手电筒照明协助检查。具体的判断标准如下：

1. 牙齿表面的污垢

张开嘴，如果发现牙龈边缘有一些跟牙齿颜色不一样的滞留物，还可以抠下来，这就是软垢。使用牙刷就可以将软垢刷掉，平时要注意加强口腔清洁。

如果该滞留物无法抠下来、质地偏硬，如同长在牙齿上，那就是牙结石。如果一整片分布在牙齿表面，有些黑色或棕色，那应该是色素。

牙齿色素及软垢

牙结石和色素，比较"顽固"和"黏人"，往往不能用水冲走，也不容易被牙刷带走，长此以往越积越多，这就需要通过洗牙或深层的牙周清洁来清除。

每次刷完牙以后，用舌头舔一遍牙面，感受牙面的光滑度，正常的牙齿表面跟瓷器表面的光滑度很相似。如果感觉牙面有粗糙感、颗粒感、异物感，那基本可以判断牙齿是没有清洁干净的，

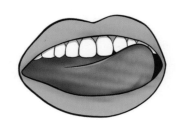

需要再次对这些地方加强清洁。但有些牙面不平整的，这个方法就不太适用了。

除了这种方法，也可以使用牙菌斑染色剂协助我们辨别刷牙干净程度。可自行购买牙菌斑染色剂，在刷牙前先使用，染色后再刷，哪里显色就刷哪里，这就可以直观地看到刷牙干净程度了。

牙菌斑染色剂的使用方法，具体还是看各厂家的说明介绍，有些是直接涂抹在牙齿表面的，有些是跟清水混合后进行漱口着色的。染色剂的显色也是根据产品的不同而不同，有些是紫罗兰色，有些是紫粉色等。

如果出现自己用牙刷无法刷掉的菌斑，就说明需要去口腔医疗机构洗牙了。

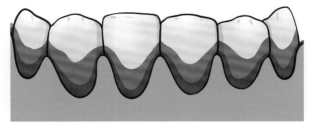

双色染色效果

旧菌斑　紫红色 ■
新菌斑　淡红色 ■

2. 牙龈颜色

观察牙龈颜色，看看是否呈现正常的粉红色，有没有出现红肿的情况。如果发现种植牙周围的牙龈发生改变，就说明平时的清洁维护不到位，刷牙还存在盲区，已经引起牙龈炎症的发生，或有发生种植体周炎的迹象，需要及时就医。

健康

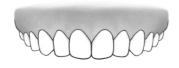

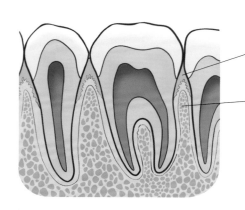

健康的牙龈

健康的牙槽骨结构

牙周炎

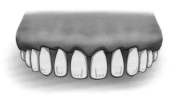

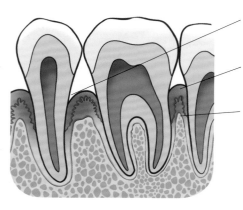

牙龈与牙齿分离

牙周袋形成

骨结构破坏

四、如何正确使用种植牙

1. 保持良好的使用习惯

种植牙虽然坚固，但它毕竟不是真牙。种植牙与牙槽骨是刚性结合，不像天然牙有牙周膜的缓冲，过大的咬合力以及不良的侧向力都有可能导致种植体的折裂或者骨吸收，影响种植体的寿命。因此，吃太硬的食物容易损坏种植牙，导致种植牙出现崩裂、松动等情况，从而降低种植牙使用寿命。骨头、坚果壳、螃蟹壳等，都是种植牙不能咬的过硬食物，若使用粘接固位的种植牙冠，也不能吃黏性太大的食物例如奶糖、口香糖等，以减少牙冠脱落的风险。

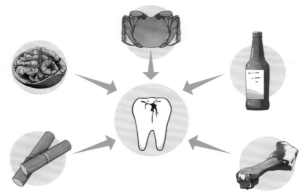

种植牙不能咬的东西

2. 纠正不良习惯

（1）偏侧咀嚼

长期偏侧咀嚼会导致咀嚼侧牙齿过度磨耗，而废用侧牙齿易出现龋齿、牙周炎等疾病。因此，我们应保持双侧咀嚼的习惯。

（2）磨牙症

如果患者在白天不自觉地牙关紧咬，或者在夜间入睡后发出"吱吱"的磨牙声，就是磨牙症的表现。久而久之，磨牙患者的牙齿会出现不同程度的磨耗。如果磨牙患者有种植牙，夜磨牙就会对种植体造成过大的咬合力，容易导致种植牙松动、发炎。不过，磨牙患者不用太担心，临床上可通过调低咬合、制作夜磨牙垫佩戴来减少种植牙的负荷。

居家防治夜磨牙的方法

睡前注意放松

磨牙与压力很有关系，我们要学会调节自己的状态，睡前可以听听音乐，让全身舒缓放松。要戒除致兴奋性的饮料，改善睡觉环境，让大脑的兴奋状态降低。睡姿可试着平躺，对磨牙有改善。

佩戴夜磨牙垫

夜磨牙垫是针对磨牙患者设计的一种防止牙齿被磨损的保护牙套，有硬质和软质之分，在睡觉过程中佩戴，可以限制牙齿的活动，以减少夜磨牙对种植牙的损伤。

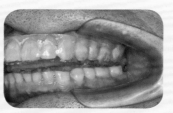

塑料透明磨牙垫

保持口腔卫生

如果患口腔黏膜炎、口腔溃疡、牙周炎等，炎症会持续刺激口腔内壁，给患者带来的疼痛可能会加重夜磨牙。患者平时应该注意饮食清淡，保持口腔卫生。

3. 注重全身健康

血压、血糖、内分泌等各项指标异常也会表现在口腔和种植牙周围的组织上，导致种植牙出问题。注重全身健康，才能使种植牙寿命延长。

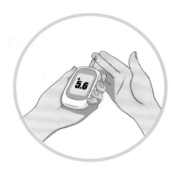

血糖监测

4. 戒烟

大量研究表明，长期大量吸烟患者的种植牙平均寿命显著比不吸烟患者要短；香烟中的尼古丁、焦油等有害物质会侵犯牙周组织，加快牙槽骨吸收，导致种植体周围炎的发生，增加种植牙失败率。建议有吸烟习惯的患者戒烟，或者逐步减少吸烟量。一个良好的口腔环境，才能让种植牙"长治久安"。

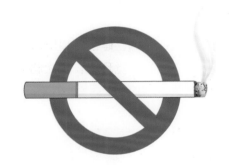

5. 定期复诊检查

有些人认为：种植牙可以管一辈子，戴完牙后就可以不用再去看牙医了。这种想法是错误的。我们自己的牙齿都会出现这样那样的问题，也不一定能伴随我们一辈子，种植牙也是一样的道理。

种植牙就好比一辆汽车，由不同的配件构成，汽车在使用的过程中会出现零件老化、故障等情况，需要定期保养、维修，才能发挥出最大的性能，种植牙也一样。一般来说，种植牙后的复查频率根据患者的具体情况和种植牙的恢复情况而定。

在种植牙初期，复查的次数可能比较频繁，第一次手术后10—14天拆线，然后3—6个月左右复查，检查种植体情况并完成修复。修复完成后，通常建议3—6个月进行复查，然后每隔半年或一年进行一次复查。这样，不但可以通过临床和X线检查来观察种植牙的使用情况，而且医护人员还可以对种植牙进行必要的维护和保养。

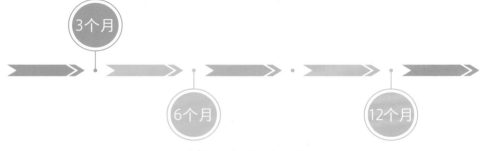

种植牙复查时间轴

如果种植牙在使用过程中出现明显的不适症状，就要及时复诊，让医生来解决问题。不要将小问题拖到大问题才来处理，那就为时已晚。

五、特殊人群维护指南

牙齿缺了，最好的办法当然是种植牙。找专业的医生，制定种植方案，一盏茶的工夫就搞定了。但是，有一些中老年人，他们就算想做种植牙，医生都得慎之又慎，即便他们符合条件种了牙，后续的维护也需要更仔细些；还有一些中老年人，种牙时身体条件好，若干年以后身体出现了较为严重的问题，给种植牙的稳定带来了较大的挑战。

1. 帕金森病

当帕金森病患者迎来了种植牙后的新生活后，不仅是他们口腔健康的一大步，更是生活品质提升的一大步。帕金森病可能导致患者面部肌肉僵硬和协调障碍，这对种植牙的维护构成一定的挑战。以下是一些关键的维护措施，可以帮助帕金森病患者保持口腔健康，确保种植牙的长期稳定性。

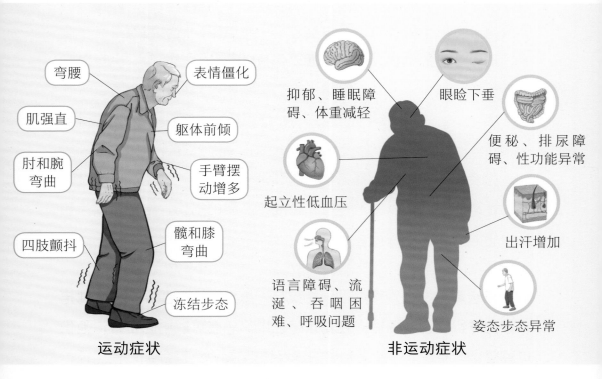

帕金森病的主要症状表现

（1）选择合适的牙刷和牙膏

帕金森病患者可能因肌肉僵硬和颤抖，导致刷牙变得困难，牙刷仿佛成了不受控制的"魔法棒"。为了解决这一问题，建议使用电动牙刷，以减轻手部操作的难度，必要的时候可由家属协助完成刷牙。刷牙时尽可能选择含氟牙膏，氟化物有助于增加牙齿对细菌的抵抗力。要保持刷牙时间与频率，刷牙要彻底，每颗牙要"面面俱到"，建议每次餐后都刷牙2—3分钟。

（2）保持口腔湿润

唾液分泌减少也是帕金森病患者常见的口腔问题。唾液对于口腔环境的平衡、食物的消化以及口腔的清洁都起着重要的作用。唾液减少可能会导致口干、口臭、口腔感染等问题。建议患者多喝水，进食湿润的食物，使用唇膏以保持嘴唇湿润。同时，也可以尝试用无乙醇漱口水漱口、咀嚼无糖口香糖或服用药物等方式刺激唾液分泌。

（3）饮食调整

帕金森病患者要选择易于咀嚼和消化的食物，避免过硬、过黏或者过甜的食物，以免对种植牙造成不必要的损伤，增加患龋齿和牙周病的风险。

（4）定期复查

帕金森病是一种慢性进展性疾病，患者需要定期找自己的种植牙医生进行复查和评估。在复查过程中，患者可以向医生咨询关于口腔健康的问题，并接受专业的建议和指导。

2. 糖尿病

糖尿病患者如果成功种植了新牙，简直就是口腔的"甜蜜逆袭"。不过，必须注意，新牙虽然闪亮登场，但对它的维护不能含糊，毕竟还要和"糖"这个老对手斗智斗勇呢。因为高血糖状态会影响种植牙的成功率和长期稳定性，所以糖尿病患者种牙后的护理尤其重要。以下是一些建议的护理措施。

（1）严格控制血糖水平

种植牙完成后，糖尿病患者应严格控制血糖水平，确保血糖在正常范围内，以减少感染风险。可以通过服药或者其他的方式维持血糖的稳定，长期有效地控制血糖。建议餐前血糖控制在4.4—7毫摩尔/升之间，餐后两小时血糖≤10毫摩尔/升。

（2）增强免疫力

糖尿病患者要通过合理饮食、适量运动、保持良好的作息等方式增强免疫力，提高机体对病原体的抵抗力。

（3）口腔清洁和护理

种植牙后，糖尿病患者应特别注意口腔的清洁和护理。建议每天早晚刷牙，特别要注意种植牙及其周围区域的清洁，避免食物残渣和菌斑的堆积。同时，使用牙线、牙间隙刷或冲牙器来清洁牙齿邻面菌斑，避免使用牙签等尖锐物品

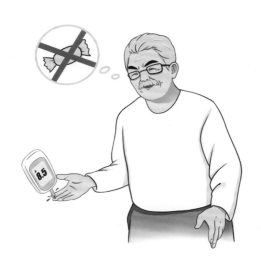

刺伤牙龈。此外，还要定期到医院进行口腔检查和洁牙，以保持口腔清洁和健康。

（4）饮食与摄入

保持均衡的饮食对种植牙的健康至关重要。要限制糖分摄入，选择富含营养和维生素的食物。避免过度摄入咖啡、茶和其他易染色饮料，以防止牙齿表面变色。避免咬硬物，如冰块、硬糖和坚果等，以免给种植体和周围组织带来不良的应力。

（5）定期复查

坚持定期复查对于防范种植体周炎十分重要。建议糖尿病患者每半年复查一次种植体周围健康状况。如有异常，应及时接受专业治疗。

3. 心血管疾病

心血管疾病患者种牙后的护理需要特别关注以下几点。

（1）严格遵循医嘱

心血管疾病患者种植牙后，需要严格遵循医生的医嘱宣教，包括用药、饮食、活动等方面的指导。

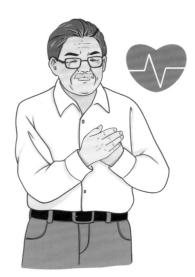

（2）监测心血管状况

在种植牙后的恢复期间，心血管疾病患者应定期监测自己的心血管状况。如果出现心悸、胸闷等不适症状或心血管相关指标异常时，要及时就医并告知医生自己的种植牙情况。

（3）控制血压

对于高血压患者，种牙后需要控制血压。遵循医生的治疗方案，按时服药，保持良好的饮食习惯，避免高血压对口腔健康和种植牙的影响。

（4）口腔清洁和护理

心血管疾病患者种植牙后，口腔的清洁和护理也很重要。口腔专家指出，口腔卫生的好坏与心脑血管病有密切关系。口腔局部存在的大量病原菌所产生的内毒素，一旦侵入血液，可能会导致急性脑血栓或心肌梗塞。因此，患者应遵循医生的建议，定期刷牙，使用牙线和漱口水，以保持口腔的清洁和健康。同时，避免过度用力刷牙和使用刺激性强的口腔清洁产品。

（5）饮食调整

心血管疾病患者种植牙后的饮食应注重营养均衡，低盐低脂，增加膳食纤维摄入，避免由于心血管疾病病情不稳定从而影响种植牙的健康。也要避免进食过硬、过黏食物，以免对种植牙造成损伤。

（6）定期复查种植牙

就像心血管疾病患者需要定期做心电图一样，种植牙也需要定期检查。种植牙医生会用专业的工具，检查种植牙的健康状况。种植牙医生会特别关注种植牙周围的牙龈健康，一旦发现牙龈发炎，会及时采取措施进行治疗，阻止炎症加重，预防牙龈炎症对心血管疾病产生不良的影响。

（7）牙龈出血

心血管疾病患者若出现牙龈出血，要引起重视，一方面，找自己的种植医生，查明原因，另一方面，去心内科就诊，进行凝血功能等检查。明确牙龈出血是服用抗凝药还是口腔疾病所引起的，并进行针对性治疗。

（8）牙痛

接受种植牙的患者一旦出现牙痛，要特别注意。因为心血管疾病的复发或者发作，有时候也会伴随着牙痛的症状。这时要及时弄清楚，牙痛究竟是由于心脏疾病的复发引起，还是种植牙本身发炎所导致。因此，患者应立即去看种植牙医生，必要时也要去心血管科复查。

如果确定是种植牙引起的疼痛，应根据医生建议进行相应的治疗，如洁牙、消炎等。如果牙痛与心脏病相关，则需要做心电图、心肌酶检测等，以明确心脏状况。

4. 血液病

血液病有不同类型，根据病情有轻重之分，有些血液病患者在各项指标控制好的情况下是可以种植牙的，具体由种植牙医生根据患者情况

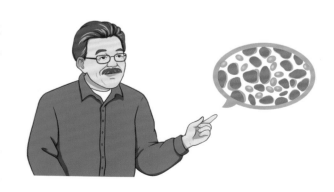

评估。临床上有一部分种植牙患者是在种植牙后若干年才患上血液病，这些患者的护理需要特别小心和细致。

（1）遵循医嘱

血液病患者种植牙后必须严格遵循医生的医嘱，特别是关于用药、口腔清洁和饮食的建议。

（2）预防感染

由于血液病患者的免疫力降低，因此，预防感染是护理的关键。应使用软毛牙刷及温和牙膏，轻柔地清洁种植牙周围的牙龈和种植体表面，避免食物残渣积聚在种植牙周围，防止细菌滋生。不使用过硬的牙刷，以防损伤种植体和周围组织。牙线可以有效清洁牙缝，漱口水可以进一步减少口腔中的细菌数量。血液病患者应特别注意选择无乙醇或低刺激性的漱口水，以免刺激口腔黏膜。如果发现有感染现象，如红肿、疼痛、出血等，就要及时找种植牙医生复诊。

（3）饮食调整

在恢复期间，建议选择半流质、易消化的食物，避免过硬的食物，以免对种植牙造成损伤。还应尽量避免食用过于辛辣、刺激性食物，以免刺激口腔黏膜。如需要抗凝治疗的患者应避免过多食用富含维生素K的食物（如绿叶蔬菜），原因是富含维生素K的食物可能影响抗凝药的效果。患者应与医生商量，并遵循医生的相关建议，同时限制酒精和咖啡的摄入。可以通过牛奶、奶酪、酸奶等食物来补充钙和维生素D，有助于骨骼的健康，对种植牙稳定性至关重要。

（4）定期复查

血液病患者种植牙后应定期到医院进行复查，评估种植牙周围牙床健康情况。复诊时，医生会对种植牙进行专业的清洁和维护，包括去除牙菌斑、牙结石等。血液病患者要重视这些专业的维护，并积极配合医生的治疗方案。

（5）关注身体状况

由于血液病患者本身存在凝血功能异常或免疫功能低下等问题，种植牙后出现的不适可能更为复杂和严重，因而需要密切关注自己的身体状况。如种植牙有任何不适或异常，应及时就医，向专业医生咨询并接受检查。

医生会根据患者的具体情况开具相应的药物，如止痛药、消炎药等，以缓解患者的不适症状。患者应严格按照医嘱用药，不要自行增减剂量或停药，以免影响治疗效果或产生不良反应。

第五章

中老年人种植牙诊室维护指南

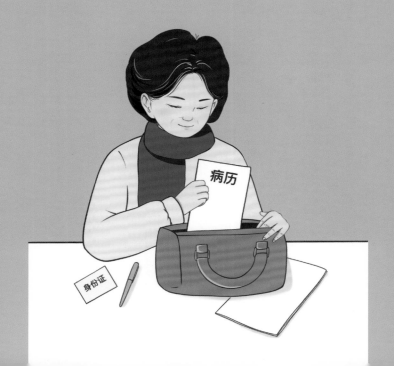

一、就诊须知

1. 病历证件提前备

患者就诊前需提前准备好病历本、身份证、医保卡等资料。带上病历本，是为了让医生可以更好地查看患者种植牙的治疗过程，了解患者都做过哪些相关治疗，方便判断下一步该如何处理；带上身份证与医保卡，是为了方便患者就诊取号、缴费报销等。

2. 按时就诊不迟到

就诊当日，患者需要先取号，然后到科室前台报到。既可以选择人工挂号窗口排队取号，也可以选择医院智能挂号取号机自助完成。如果不会使用医院智能挂号取号机，也不用担心，现在很多医疗机构都设有导诊咨询岗位，可以找导诊工作人员帮忙。

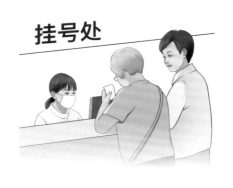
现场挂号

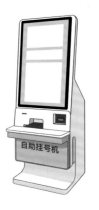
自助机挂号

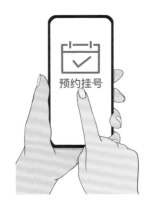
预约挂号

3. 体检结果随身带

建议有基础疾病的中老年人携带近期体检结果和服药清单就诊，便于医生对其种植牙后续可能会出现的情况进行判断。对于基础疾病控制不好的患者，医生会结合体检结果进行相应的干预。

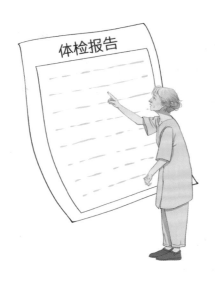

4. 行动不便家属陪

对于一些行动不便或有听力、言语等障碍的中老年人，建议家属陪同来院就诊。就诊过程中，会涉及取号、就诊、缴费、取药、拍片等过程，在家属的陪同下，一些事情可以由家属代劳，从而减轻患者在就诊过程中的不便。若没有家属陪伴，则可以向医院的医护人员寻求必要的帮助，医院会在可以安排的情况下，尽量协助患者就诊。

扫码观看视频
《如何到口腔医院就诊》
（徐琳 提供）

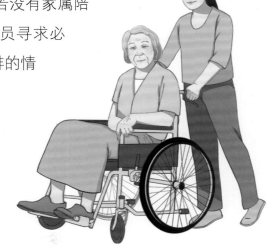

家属陪同就诊

55

二、复诊流程

1. 检查

初步接诊后，医生对患者的检查是很重要的一环。此时，患者不能只依赖医生查看口腔种植牙的情况，还要向医生反馈自己使用种植牙的情况，便于医生给予相应的指导。

（1）问诊

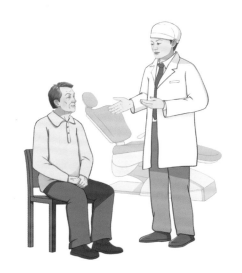

医生首先了解患者全身系统性疾病及口腔治疗史，然后询问患者种植牙的使用体验，有没有哪里不舒服或者哪里不满意，便于及时发现问题，协助患者解决种植牙的问题。

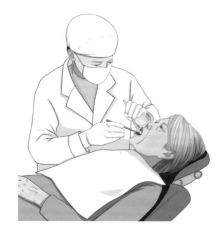

（2）口腔卫生评估

医生检查患者的口腔整体卫生情况。口腔卫生是否良好，会直接影响种植牙的使用寿命长短。根据患者的口腔情况，医生做相应的指导，必要时须洗牙或进行牙周维护。

（3）种植牙评估

检查种植牙是否松动。

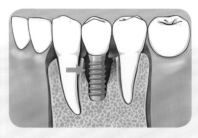

牙槽骨被破坏引起松动

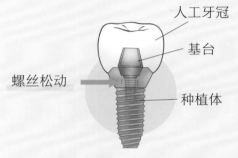

基台连接处的螺丝松动

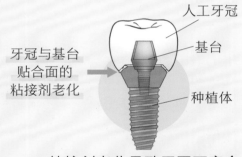

粘接剂老化导致牙冠不密合

检查种植牙与邻牙的连接情况，看是否塞牙等。

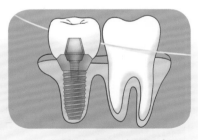

牙线检查邻面松紧度

检查种植牙的咬合情况，看是否出现咬合过高或者过低等情况。

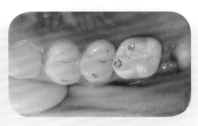

口内咬合纸检测情况

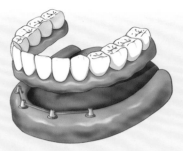

种植可摘义齿

对于全口或半口种植可摘义齿，除了检查种植体及口内配件情况，还要检查义齿是否变形断裂，戴得合不合适、稳不稳等情况。

（4）种植牙周围牙龈的评估

查看种植牙周围牙龈的外观、形状、颜色，若存在发红、肿胀、流脓等，说明种植牙周围存在炎症，应及时明确病因，进行处理。

评估种植牙周围牙龈形状是否饱满，若牙龈不足，容易导致种植体发炎。

探查牙龈是否容易出血及种植牙周围牙周袋的深度，看种植体是否存在炎症，种植体周围的骨床是否被细菌侵蚀。

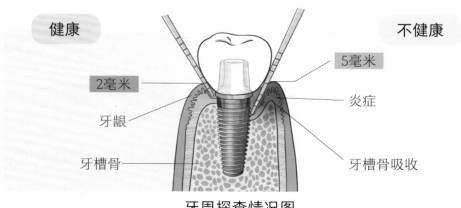

牙周探查情况图

前牙种植的患者除了要关注种植牙周围牙龈的健康状况外，还应注意检查种植牙周围牙龈的颜色、位置是否与邻牙相协调。

（5）口内剩余牙评估

种植牙只是患者口腔内的一部分，复查时不应只注重种植牙局部而不注重整体牙列。因为其他部位的天然牙致病菌也会定植于种植体周围，从而导致种植体发炎，特别是有牙周炎的患者。

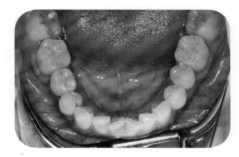

下颌牙口内照

因此，对于口腔卫生不良的患者以及有未控制好的牙周炎或天然牙根尖周疾病的患者，应指导及时治疗，避免影响种植牙。对于多牙缺失的患者，应尽快将缺失牙修复起来，避免影响口腔的整体健康。

（6）拍X光片评估

很多人一听到医生说"去拍个片吧"，心里就有点抵触，心想："怎么又要拍片呢？""是不是技术不行呀？""这个拍片对身体会不会有影响啊？"

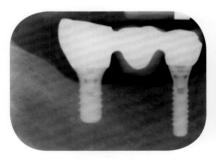

正常种植牙

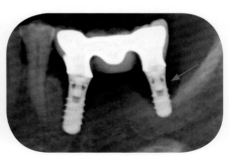

种植牙骨吸收

拍口内X光片可以让医生更直观地看到口内牙槽骨与牙齿之间的问题。医生还可以更准确、更全面地发现一些潜在问题。如种植牙周围有无炎症，骨结合情况是否稳定，仅仅靠口内检查是不够的，需要借助拍口内X光。X光片不仅反映基台螺丝与种植体之间的稳定关系，还可以反映牙冠与基台之间的连接是否紧密等。一些问题如果等患者有不适的时候才被发现，往往已经很严重了。

拍一次小牙片辐射剂量约5微希弗（μSv），拍一次全景片辐射剂量约10微希弗。已知能对致癌率产生影响的最低辐射剂量为10万微希弗，相当于要照2万次小牙片才能达到这个量。可见，口腔拍片辐射量并不大。因此，口腔治疗过程中拍摄片子，对身体健康的影响极为有限，无须太过担心。

扫码观看视频
《给牙齿拍个小牙片》
（徐琳　提供）

2. 牙周维护

对于种植牙健康的患者，医生根据全口牙周状况及种植牙局部状况，必要时进行全口包括种植牙周围菌斑、牙结石的清除。种植牙的清洗不能使用传统金属清洁器械，需要使用种植牙清洁专用的工具，因为金属器械可能造成钛基台表面的损伤。

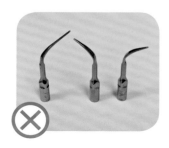

金属超声波工作头

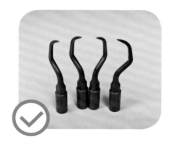

碳纤维超声波工作头

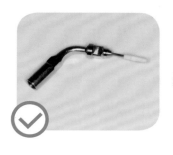

聚醚醚酮
（PEEK）
工作尖

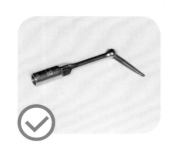

PEEK+碳纤
维超声工
作尖

　　种植牙清洗维护时，首先使用种植牙专用的超声波工作头清除种植牙周围菌斑和牙结石，然后对种植牙进行抛光。这既可以使牙齿表面保持光洁状态，还可以大大减少牙结石和菌斑的生长速度。最后使用专用冲洗液冲洗后上药，药物能起消炎杀菌作用。还可以选择喷砂的方式清除周围的菌斑和软垢。

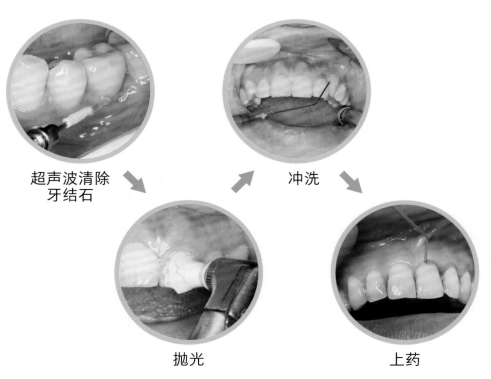

超声波清除
牙结石

冲洗

抛光

上药

三、常见问题的解决对策

对于种植牙在使用过程中出现的一些问题，患者不能放任不管，要及时就诊检查。小问题及时发现及时处理，就不会发展成大问题。

1. 种植牙局部出现红、肿、热、痛等不适怎么办

种植牙局部出现红、肿、热、痛的原因有多种，包括但不限于牙龈炎、牙周炎、种植体折裂等。当出现上述不适时，可千万别觉得是上火了，喝口凉茶就能搞定。牙龈出现红、肿、热、痛，既可能是已经有种植体黏膜炎发生的提示，如果不及时处理，会发展成种植体周炎，也可能是种植体出现了折裂。因此，不要小看牙龈出现红、肿、热、痛的情况，要及时挂号看医生，积极处理问题。

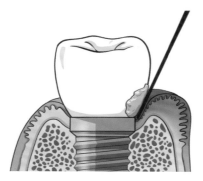 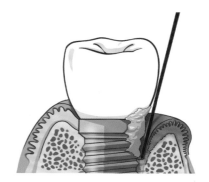

种植体黏膜炎　　　　　　　　种植体周炎

当感觉种植牙周围有疼痛感，无论是吃东西，还是用手按压，感觉到疼痛，都需要尽快就诊。这说明细菌都跑到种植体周围去了，

在破坏牙槽骨和种植体之间的结合面。这个时候，需要好好配合医生拍片查看，找出原因，及时处理。

（1）种植体黏膜炎

由牙菌斑刺激引起的软组织炎症，表现为红肿、出血等症状。若没有及时地把附着的菌斑清除，就会引起牙龈周围的炎症。

处理：通过口腔清洁维护、去除局部刺激物等方式改善炎症情况。也可以在医生的指导下口服或局部使用抗生素，如甲硝唑、克林霉素、奥硝唑等。这些药物对由特定细菌感染引起的种植体黏膜炎有治疗作用。还可以使用种植体专用器械进行龈下刮治，深入维护日常清洁难以到达的区域，清除菌斑结石，消除炎症。

（2）种植体周炎

表现为种植体周围牙龈充血、红肿、溢脓、质地松软，轻压可引起出血，出现疼痛不适的感受，严重时出现种植体松动甚至脱落。

处理：种植体周炎的治疗，首先要判断是急性期还是慢性期，以及程度如何。

如果是急性期，医生会采取应急处理，包括冲洗、上药、服用抗生素。

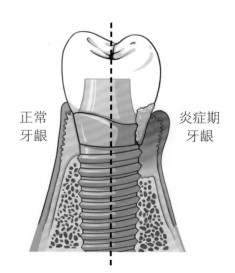

正常牙龈　炎症期牙龈

正常牙龈与炎症期牙龈的对比

如果是慢性期，医生会制订一个详细的治疗计划。首要是去除病因，也就是抗菌，用机械方法以及药物治疗的方法来治疗。这个恢复时间会比较长，一般需要2—4周，有时甚至会更长。

如果保守的处理方法效果不好，还有手术的方法，比如清创消除炎症。另外，还有新的方法，比如激光治疗。如果这些治疗方法都用了，但效果仍不理想，检查发现种植体周围骨吸收严重，种植体松动明显，可能就要拔除种植体了。

（3）种植体折裂或折断

种植体折裂或折断发生率较低，却是最严重的机械并发症，此时，就要拔除种植牙。等伤口愈合后，评估能否再种植。

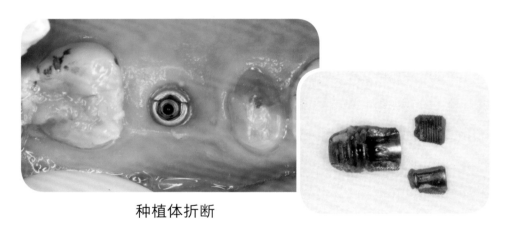

种植体折断

2. 出现牙冠松动、移位或脱落怎么办

如果出现牙冠松动，患者也不必惊慌，应避免用患侧牙齿咀嚼，并尽快就医，以免引起牙冠脱落，不慎掉入食管或气管造成危险。出现牙冠松动、移位或脱落有以下几个原因：

（1）螺丝松动或折断

种植牙的螺丝起到固定作用，将基台固定在种植体上，将牙冠固定在基台上。

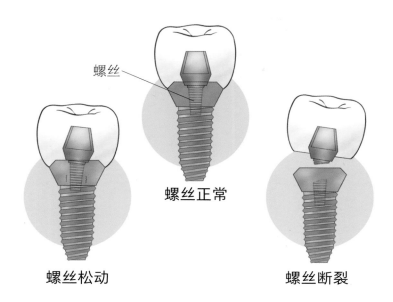

螺丝

螺丝正常

螺丝松动　　　　　　　　　　**螺丝断裂**

处理：医生会取下患者的种植牙冠和螺丝等配件，检查螺丝是否正常。如果螺丝完整无损，重新加力拧紧即可；如果螺丝出现磨损或折断，医生会用专用工具取出螺丝断端，重新更换修复螺丝。

（2）牙冠脱落

处理：取下修复体去除粘结剂，喷砂后重新粘结。

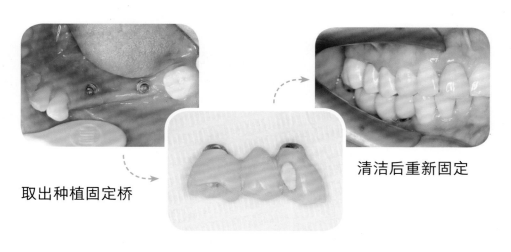

取出种植固定桥　　　　　　　　清洁后重新固定

（3）基台折断

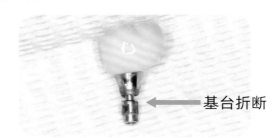

← 基台折断

处理：更换基台，重新制作上部修复体。

（4）设计、制作引起

处理：重新设计，重新制作。

（5）创伤所致

处理：调磨抛光后重新粘结。

3. 崩瓷了怎么办

表现：在咀嚼食物时，突然听到"咔啦"一声，舌头舔上去，种植牙冠表面有明显的粗糙感，甚至有非常尖锐的棱角，这说明种植牙冠发生了崩瓷。

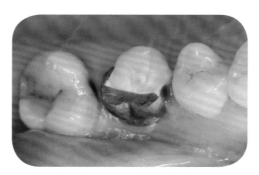

种植牙冠崩瓷

种植牙冠和我们平时镶的烤瓷牙冠是一样的，烤瓷牙在使用过程中，若不小心咬到硬物，易出现崩瓷的现象。烤瓷牙实际上是将瓷在高温的情况下熔附在金属上，高频率使用之后瓷层有可能会老化。这就好比在墙上刷了一层乳胶漆，时间长了，有可能会发生脱皮、掉皮等老化现象。

处理：根据崩瓷的大小，处理方式不同。

如果崩瓷范围比较小，不影响使用，短期内不方便就诊，可以在家先观察，当出现进一步的崩瓷时，再复诊。

崩瓷范围较大时，患者要注意尽量不要用舌头去舔它，因为它的边缘有可能会过于锐利。患者应尽快到医院就诊，就诊的时候和医生说明情况，医生会根据患者的情况进行局部抛光或者修补，甚至更换一个新的牙冠。

如果想彻底解决烤瓷牙崩瓷的问题，患者在选择牙冠材料的时候可以选择全瓷氧化锆冠或者金属牙冠。当然，还要找出崩瓷的原因，进行处理和预防。这样可以大大减少发生崩瓷的概率。

4. 愈合基台掉落怎么办

愈合基台是一种旋紧在种植体表面的配件。在种植牙手术后，患者有时候会看到种植牙部位的牙龈上露出一个金属样的东西，它就是愈合基台，也叫愈合帽。

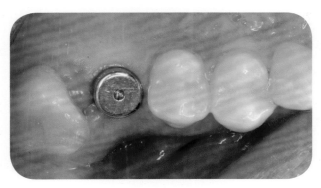

口内愈合基台

愈合帽只是一个暂时用来保护种植体的帽子，一般通过螺纹拧在种植体上，若发生松动、脱落，并不会对种植治疗效果造成明显的影响，更不等同于种植失败。如果出现愈合帽脱落，患者

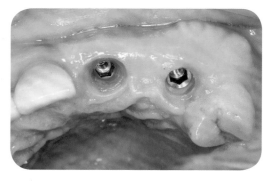

愈合帽掉落，暴露种植体连接口

及时联系医生，及时处理即可，不用过于担心。

在就诊前，患者也要注意以下几点：

一是保持平稳心态，进行口腔正常清洁，切勿自行安装配件。因为安装需专业器械，自行安装无法拧紧。拧不紧时，愈合帽易误入消化道或气管，反而会更危险。

二是保存好掉出的愈合帽。将其保存在干燥、清洁的环境中，复诊时交给医生。

三是做好口腔卫生。愈合帽脱落之后，就如同瓶盖掉了，种植部位的牙龈处会有一个小洞。患者不用过于紧张，但一定要做好个人的口腔卫生，进食后，仔细刷牙、漱口，将牙龈小洞清理干净。

5. 食物嵌塞怎么办

食物嵌塞也是我们常说的塞牙。种植牙出现塞牙时，可以尝试以下处理方法：

（1）一般处理

如果食物嵌塞并不严重，且没有影响到日常生活，可以通过不

同的刷牙方式，如水平颤动法或旋转式刷牙法，辅助清除食物残渣。此外，使用牙线或牙间隙刷也是很好的选择，它们能有效清洁牙缝，帮助去除嵌塞的食物。

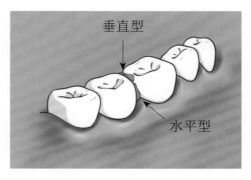

食物残渣嵌塞分型

（2）药物治疗

如果食物嵌塞严重，引起了牙龈炎、牙周炎等疾病，导致牙龈肿痛、出血等不适症状，可以在医生的指导下使用药物进行治疗。例如，布洛芬可以缓解疼痛，而阿莫西林、甲硝唑等抗生素则可以对抗细菌感染。

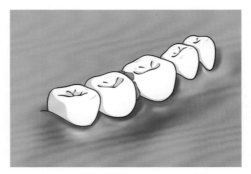

食物残渣嵌塞引起牙龈发炎

（3）调整咬合功能

由口腔医生临床检查确定咬合异常点位，并给予相应调整。咬合不正是导致食物嵌塞的原因之一，调整后可改善咀嚼效率，同时减少食物积聚机会。

（4）修复体调整

如果是食物嵌塞导致疼痛，就可能需要去除刺激因素后进行修复体加瓷处理或重新制作牙冠。

四、不同修复方式的诊室维护

1. 单颗种植牙

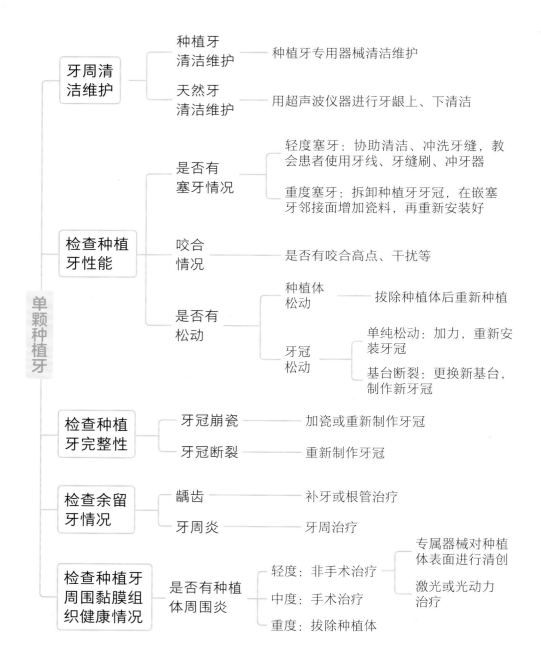

牙周清洁维护 ── 种植牙清洁维护 ── 种植牙专用器械清洁维护

天然牙清洁维护 ── 用超声波仪器进行牙龈上、下清洁

检查种植牙性能 ── 是否有塞牙情况 ── 轻度塞牙：协助清洁、冲洗牙缝，教会患者使用牙线、牙缝刷、冲牙器

重度塞牙：拆卸种植牙牙冠，在嵌塞牙邻接面增加瓷料，再重新安装好

咬合情况 ── 是否有咬合高点、干扰等

是否有松动 ── 种植体松动 ── 拔除种植体后重新种植

牙冠松动 ── 单纯松动：加力，重新安装牙冠

基台断裂：更换新基台，制作新牙冠

检查种植牙完整性 ── 牙冠崩瓷 ── 加瓷或重新制作牙冠

牙冠断裂 ── 重新制作牙冠

检查余留牙情况 ── 龋齿 ── 补牙或根管治疗

牙周炎 ── 牙周治疗

检查种植牙周围黏膜组织健康情况 ── 是否有种植体周围炎 ── 轻度：非手术治疗 ── 专属器械对种植体表面进行清创

激光或光动力治疗

中度：手术治疗

重度：拔除种植体

2. 多颗种植牙

牙周清洁维护
- 种植牙清洁维护
  - 对种植体颈部进行清洁、抛光
  - 必要时拆卸种植牙桥，对牙桥、口内基台、种植体颈部进行清洁
- 天然牙清洁维护 —— 超声波仪器进行牙龈上、下洁治

检查种植牙性能
- 有无塞牙情况
  - 轻度塞牙：正确使用牙线、牙缝刷、冲牙器
  - 重度塞牙：拆卸冠桥，在嵌塞牙邻接面加瓷（材料），再重新安装冠桥
- 咬合关系
  - 是否有咬合高点、干扰 —— 调颌处理
  - 是否有偏侧咬合情况 —— 指导纠正
- 冠桥有无松动
  - 螺丝问题 —— 滑丝或折断 —— 更换新螺丝，重新安装冠桥
  - 基台问题 —— 变形或折断 —— 更换新基台，重新安装冠桥
  - 种植体 —— 拔除种植体后重新种植
  - 配件没问题，单纯松动 —— 加力，重新安装牙冠

检查种植牙完整性
- 螺丝封口材料是否完整 —— 脱落 —— 重新封填
- 冠桥有无崩瓷 —— 崩瓷 —— 抛光或制作新牙冠
- 冠桥有无折断 —— 折断 —— 制作新牙冠
- 冠桥表面有无磨耗 —— 夜磨牙症 —— 佩戴夜磨牙颌垫睡觉

检查余留牙情况
- 龋齿 —— 补牙或根管治疗
- 牙周炎 —— 牙周治疗

检查种植牙周围黏膜组织健康情况
- 是否有种植体周围炎
  - 轻度：非手术治疗 —— 清洁和喷砂处理；对口内基台和种植体颈部进行清洁消炎后再重新安装冠桥
  - 中度：手术治疗 —— 激光或光动力治疗
  - 重度：拔除种植体

多颗种植牙

3. 半口固定种植牙

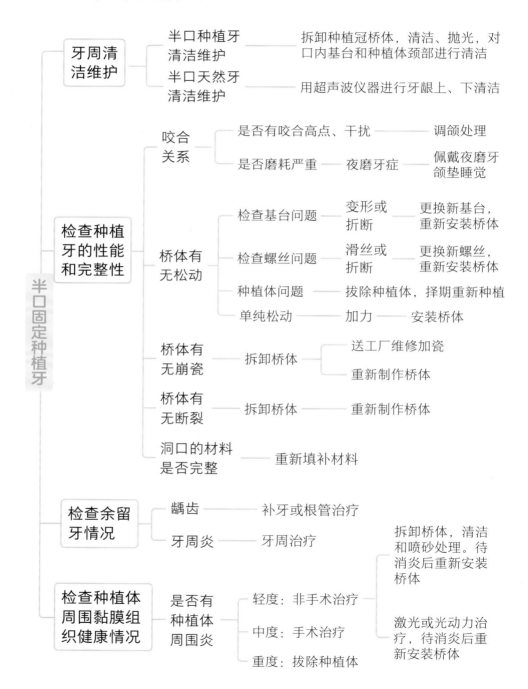

牙周清洁维护
- 半口种植牙清洁维护 —— 拆卸种植冠桥体，清洁、抛光，对口内基台和种植体颈部进行清洁
- 半口天然牙清洁维护 —— 用超声波仪器进行牙龈上、下清洁

检查种植牙的性能和完整性
- 咬合关系
  - 是否有咬合高点、干扰 —— 调颌处理
  - 是否磨耗严重 —— 夜磨牙症 —— 佩戴夜磨牙颌垫睡觉
- 桥体有无松动
  - 检查基台问题 —— 变形或折断 —— 更换新基台，重新安装桥体
  - 检查螺丝问题 —— 滑丝或折断 —— 更换新螺丝，重新安装桥体
  - 种植体问题 —— 拔除种植体，择期重新种植
  - 单纯松动 —— 加力 —— 安装桥体
- 桥体有无崩瓷 —— 拆卸桥体
  - 送工厂维修加瓷
  - 重新制作桥体
- 桥体有无断裂 —— 拆卸桥体 —— 重新制作桥体
- 洞口的材料是否完整 —— 重新填补材料

检查余留牙情况
- 龋齿 —— 补牙或根管治疗
- 牙周炎 —— 牙周治疗

检查种植体周围黏膜组织健康情况
- 是否有种植体周围炎
  - 轻度：非手术治疗 —— 拆卸桥体，清洁和喷砂处理。待消炎后重新安装桥体
  - 中度：手术治疗 —— 激光或光动力治疗，待消炎后重新安装桥体
  - 重度：拔除种植体

半口固定种植牙

4. 全口固定种植牙

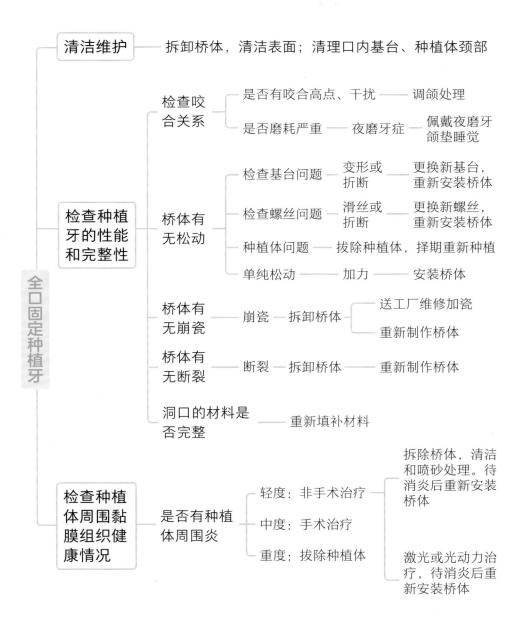

全口固定种植牙

- 清洁维护 —— 拆卸桥体，清洁表面；清理口内基台、种植体颈部

- 检查种植牙的性能和完整性
  - 检查咬合关系
    - 是否有咬合高点、干扰 —— 调颌处理
    - 是否磨耗严重 —— 夜磨牙症 —— 佩戴夜磨牙颌垫睡觉
  - 桥体有无松动
    - 检查基台问题 —— 变形或折断 —— 更换新基台，重新安装桥体
    - 检查螺丝问题 —— 滑丝或折断 —— 更换新螺丝，重新安装桥体
    - 种植体问题 —— 拔除种植体，择期重新种植
    - 单纯松动 —— 加力 —— 安装桥体
  - 桥体有无崩瓷
    - 崩瓷 —— 拆卸桥体
      - 送工厂维修加瓷
      - 重新制作桥体
  - 桥体有无断裂
    - 断裂 —— 拆卸桥体 —— 重新制作桥体
  - 洞口的材料是否完整 —— 重新填补材料

- 检查种植体周围黏膜组织健康情况
  - 是否有种植体周围炎
    - 轻度：非手术治疗 —— 拆除桥体，清洁和喷砂处理。待消炎后重新安装桥体
    - 中度：手术治疗
    - 重度：拔除种植体 —— 激光或光动力治疗，待消炎后重新安装桥体

5. 半口/全口覆盖义齿

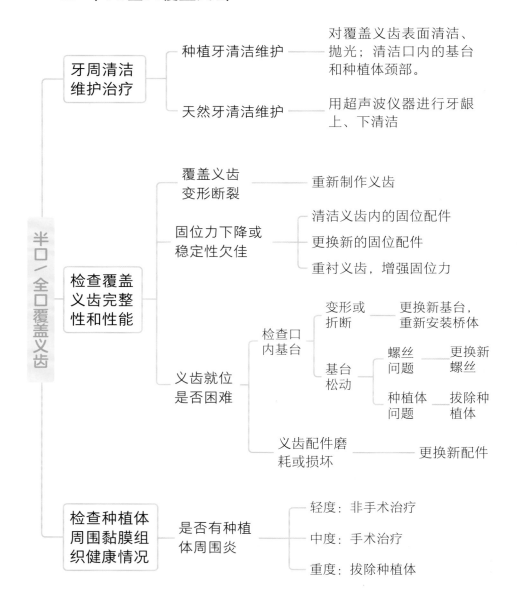

牙周清洁维护治疗
— 种植牙清洁维护 —— 对覆盖义齿表面清洁、抛光；清洁口内的基台和种植体颈部。
— 天然牙清洁维护 —— 用超声波仪器进行牙龈上、下清洁

半口／全口覆盖义齿

检查覆盖义齿完整性和性能
— 覆盖义齿变形断裂 —— 重新制作义齿
— 固位力下降或稳定性欠佳
  — 清洁义齿内的固位配件
  — 更换新的固位配件
  — 重衬义齿，增强固位力
— 义齿就位是否困难
  — 检查口内基台
    — 变形或折断 —— 更换新基台，重新安装桥体
    — 基台松动
      — 螺丝问题 —— 更换新螺丝
      — 种植体问题 —— 拔除种植体
  — 义齿配件磨耗或损坏 —— 更换新配件

检查种植体周围黏膜组织健康情况
— 是否有种植体周围炎
  — 轻度：非手术治疗
  — 中度：手术治疗
  — 重度：拔除种植体

第六章

总　结

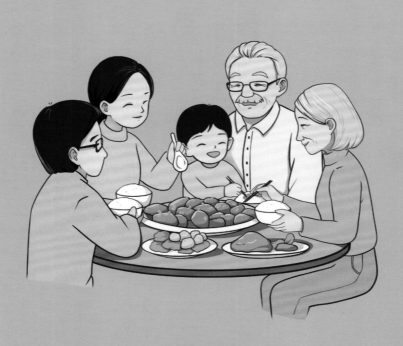

随着人民生活水平的提高、镶牙意识的提升及种植牙集采政策的推行，中老年人缺牙修复的类型中，种植义齿修复的数量逐年攀升，种植义齿已成为中老年人缺牙修复的首要选择。受传统观念、文化知识等因素的影响，当前大部分种植患者以为种植牙完成后就可以一劳永逸，缺乏口腔卫生保健的基本知识及口腔科学维护的方法。而种植牙被誉为人类的"第三副牙"，当它种到颌骨里面，成为人体的一部分时，无论是医师还是患者，都希望它能够长久使用。种植牙的日常家庭维护和定期医院维护是非常重要的，这与我们的车辆需要定期保养和维护类似。

种植牙与天然牙相比更加坚固，但是因为种植牙没有天然牙周膜这一缓冲组织结构的存在，加之有很多精密配件，它在承受咀嚼力的时候，就需要张弛有度，不能一味地咬过硬的食物，以降低种植体及其配件磨损，避免出现折断。

日常的家庭维护对种植牙来说十分重要，我们要像爱护天然牙一样来维护种植牙。除了正常刷牙外，我们还需要使用其他的清洁工具，例如牙线、冲牙器、牙间隙刷等，多角度、全方位地把种植牙的边边角角清理干净。如果口腔卫生没有做到位，种植牙周围的牙龈会出现红肿、出血等问题。当这些问题刚开始出现的时候，无须惊慌，也不要着急，只要重新做好口腔清洁，这些症状就会慢慢消退；反之，如果继续忽视这些问题，那么症状将会慢慢加重，甚至出现溢脓、种植体松动等情况，最终要拔除种植牙。当问题加重的时候，千万不能讳疾忌医，一定

扫码观看视频
《如何保养种
植牙？》
（容明灯 提供）

要及时到医院就诊，做到早发现早处理，把损伤减少到最低。

在日常使用中，如果出现牙冠崩瓷或松动等问题，一定要重视，这有可能是因为咬合过高或者种植固位螺丝脱位所引起。此时一定要就医，及时拍片检查，必要时更换牙冠、螺丝等配件。除此之外，种植牙必须每半年到一年检查一次，定期维护与保养才能使种植牙更加长久耐用。

种植牙的目的是让我们能够更好地享受食物、享受生活。俗话说，"牙好胃口好，吃嘛嘛香，身体倍儿棒"。在此献上一首打油诗，与君共勉。

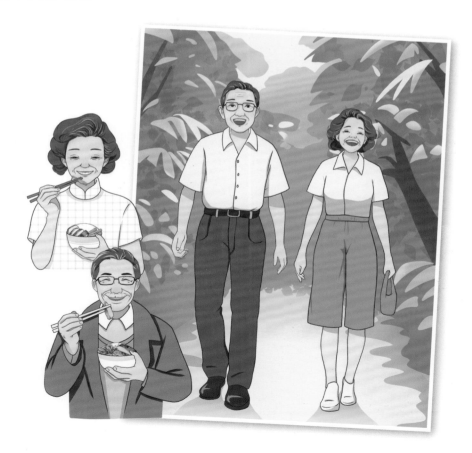

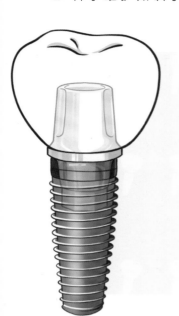

想要牙齿用到老，科学维护须记牢。

种植义齿虽坚固，咀嚼受力亦有度。

清洁工具要选好，牙缝死角要清到。

红肿出血要重视，未见缓解找医护。

假牙崩烂不正常，冠部松动必有妖。

及时排查与更换，定期检查少不了。

牙好胃好身体好，健康快乐无烦恼。

护 牙 笔 记